U0325221

常见疾病
孕前风险
评估和管理
指导手册

CTS K 湖南科学技术出版社·长沙   主编 高 洁 吴颖岚 方俊群

《常见疾病孕前风险评估和管理指导手册》
编委会名单

主　编　高　洁　吴颖岚　方俊群

副主编　陈小英　杨　敏　赵志鸿

编　委　颜雪梅　罗　曼　彭　莹　席　惠　王映霞

　　　　韩　婷　全　俊　柳　威　胡勇军　张丹荔

　　　　谢亘青　谢艳云　黄　术　黄健希　张　丽

　　　　杨桂莲　曾梦君　梁　婷　文　壹　陈圜圜

　　　　范　烺　苗　冰　陈　霞　余文贤　胡　耀

　　　　余松蔓　李雨婷

前　言

　　预防和减少出生缺陷，是提高出生人口素质，推进健康中国建设的重要举措。据统计，我国出生缺陷总发生率约为 5.6%，出生缺陷严重影响儿童的生存和生活质量，给患儿及其家庭带来巨大痛苦和经济负担。中共中央、国务院历来高度重视防治出生缺陷、提高出生人口素质的相关工作。2010 年我国正式启动国家免费孕前优生健康检查项目试点工作，为试点地区符合生育政策、计划怀孕的农村夫妇，免费提供孕前优生项目检查。随着相关工作的深入推进，截至 2013 年，该项目已覆盖全国所有县（市、区），已逐步惠及有生育意愿的全体育龄夫妇。2018 年原国家卫计委印发的《全国出生缺陷综合防治方案》提出"构建覆盖城乡居民，涵盖婚前、孕前、孕期、新生儿和儿童各阶段的出生缺陷防治体系，为群众提供公平可及、优质高效的出生缺陷综合防治服务，预防和减少出生缺陷，提高出生人口素质和儿童健康水平"的总目标。《"健康中国 2030"规划纲要》《健康中国行动（2019—2030 年）》，都对提供婚前、孕前、孕产期保健等服务，促进生殖健康，预防出生缺陷提出了明确要求。2021 年 6 月 26 日，《中共中央国务院关于优化生育政策　促进人口长期均衡发展的决定》颁布，提出"提高优生优育服务水平"，具体措施包括"保障孕产妇和儿童健康""综合防治出生缺陷"等，并强调"推进孕前优生健康检查"。2022 年 6 月，国务院下发的《关于进一步完善和落实积极生育支持措施的指导意见》中，要求推动落实"县级筛查、市级诊断、省级指导、区域辐射"的出生缺陷防治网络，提升"婚前保健、孕前保健"水平。

　　孕前优生健康检查通过对计划怀孕夫妇双方的健康状况、家族史、生活方式和行为等方面进行综合评估，查找可能导致出生缺陷等不良妊娠结局的风险因素，提出针对性的医学建议和干预措施，改善计划怀孕夫妇健康状况，减少或消除导致不良妊娠结局的风险因素。

　　然而，如何提供有效、科学、规范的孕前保健指导，是广大医务工作者，尤其是基层从事婚检、孕前优生一线工作人员面临的挑战，本书组织多学科专业人员，依据相关指南及最新循证依据，密切结合临床保健实际需求来编撰，涵盖孕前常见疾病，如呼吸系统疾病、心血管系统疾病、血液系统疾病、内分泌系统疾病、风湿免疫性疾病、神经系统疾病、不孕症、复发性流产等，按照临床表现、诊断标准、备孕指导和孕期关注等要点来阐述，对于实施孕前保健有较强的临床指导意义。

目　录

第一篇
孕前优生检查

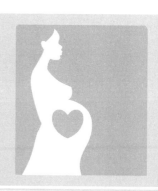

第一节 孕前优生健康检查的意义

孕前阶段是孕育生命的起点，育龄妇女受孕前后的健康状况对妊娠的准备、胚胎发育以及子代的健康有着重要的影响。孕前阶段也是一个特殊时期，为改善孕前健康状况提供了干预的"时间窗"。在此阶段对育龄夫妇进行健康教育、开展一系列的健康干预活动，可以减少慢性病、肥胖、吸烟、饮酒等孕前风险因素，对于改善育龄夫妇及子代的健康至关重要。孕前优生健康检查是指为准备怀孕的夫妇提供的一系列优生保健服务，一般在计划受孕前3～6个月进行，包括病史询问、孕前医学检查和优生咨询指导等。通过孕前优生健康检查，可以对计划怀孕夫妇双方的健康状况、家族史、生活方式和行为等方面进行综合评估，主要目的是查找可能导致出生缺陷等不良妊娠结局的风险因素，并针对这些风险因素提出医学建议和干预措施，从而提高计划怀孕夫妇优生科学知识水平，增强孕前风险防范意识；改善计划怀孕夫妇健康状况，降低或消除导致不良妊娠结局的风险。

第二节 孕前优生健康检查服务内容

孕前优生健康检查内容主要包括优生健康教育、病史询问、体格检查、临床实验室检查、影像学检查、风险评估、咨询指导、早孕及妊娠结局追踪随访等。

1. 优生健康教育

优生健康教育是指通过多种方式，向计划怀孕夫妇宣传优生科学知识，增强出生缺陷预防意识，树立"健康饮食、健康行为、健康环境、健康父母、健康婴儿"的预防观念。与计划怀孕夫妇充分沟通，了解其需求，建立良好人际关系。积极引导计划怀孕夫妇了解相关计划生育知识、转变态度、改变不良行为，共同接受孕前优生健康检查，做好孕前准备。

优生健康教育主要内容包括：①与怀孕生育有关的心理、生理基本知识；②实行计划妊娠的重要性和基本方法，以及孕前准备的主要内容；③慢性疾病、感染性疾病、先天性疾病、遗传性疾病对孕育的影响；④不良生活习惯、营养不均衡、肥胖、药物及环境有害因素等对孕育的影响；⑤预防出生缺陷等不良妊娠结局的主要措施；⑥孕前优生健康检查的主要目的及内容等。

2. 病史询问

（1）询问基本信息，包括夫妇双方姓名、性别、出生日期、民族、文化程度、职业、居住地等。

（2）询问病史，了解计划怀孕夫妇和双方家庭成员的健康状况，识别影响生育的风险因素。重点询问与优生有关的孕育史、疾病史、家族史、用药情况、生活习惯、饮食营养、职业状况及工作环境、社会心理和人际关系等。

3. 体格检查　包括常规体格检查，如身高、体重、血压、心率等的测量，甲状腺触诊、心肺听诊、肝脾脏触诊、四肢脊柱检查等操作；进行男、女生殖系统专科检查。

4. 临床实验室检查　包括血常规、尿常规、阴道分泌物检查（含白带常规、淋病奈瑟菌和沙眼衣原体检测）、血型（ABO 和 Rh 血型）和血糖、肝功能、肾功能、甲状腺功能、乙型肝炎血清学 5 项、梅毒血清抗体筛查、人类免疫缺陷病毒（HIV）、丙型肝炎病毒（HCV）、地中海贫血筛查（高发地）等。

5. 影像学检查　主要指妇科超声检查，了解子宫和附件形态、大小、内部回声、位置及毗邻关系、活动程度等。根据个人需求，可以进行乳腺 B 超，肝、胆、脾、胰、双肾 B 超及甲状腺 B 超等检查。

其他检查。如胸部 X 线、男性精液检查等遗传性疾病筛查、染色体核型等特殊检查，根据患者情况自行确定。

6. 风险评估　对所获得的计划怀孕夫妇双方的病史询问、体格检查、临床实验室检查、影像学检查结果进行综合分析，识别和评估夫妻双方存在的可能导致出生缺陷等不良妊娠结局的遗传、环境、心理和行为等方面的风险因素，形成评估建议。

7. 咨询指导　将检查结果及评估建议告知受检夫妇。遵循普遍性指导和个性化指导相结合的原则，为夫妻双方提供针对性的孕前优生咨询和健康指导。

（1）普遍性指导　对风险评估未发现异常的计划怀孕夫妇，即一般人群，告知可以准备怀孕，并给予普遍性健康指导。

指导内容主要包括：

1）制订妊娠计划。建议有准备、有计划地妊娠，避免大龄生育，介绍计划受孕方法和避孕措施。

2）合理营养。平衡膳食，适当增加肉、蛋、奶、蔬菜、水果摄入，保证营养均衡，根据具体情况科学补充营养素及微量元素。

3）积极预防慢性疾病和感染性疾病。

4）谨慎用药，计划受孕期间尽量避免滥用药物。

5）避免接触生活及职业环境中的有毒有害物质（如放射线、高温、铅、汞、苯、甲醛、农药等），避免密切接触家畜、宠物。

6）保持健康的生活方式和行为。

7）保持心理健康。

8）告知早孕征象和孕早期保健要点。

（2）提供个性化咨询指导　对风险评估为高风险的计划怀孕夫妇，进行面对面咨询，给予个性化指导。在普遍性指导的基础上，告知存在的风险因素及可能给后代带来的危害，提出进一步诊断、治疗或转诊的建议和干预措施，必要时建议暂缓怀孕。

指导内容主要包括以下几点。

1）及时治疗和控制慢性疾病、感染性疾病。

2）合理调整药物，视病情需要避免使用可能影响胎儿正常发育的药物。

3）改变不良生活习惯，戒除毒、麻药品，改变吸烟、饮酒行为，调整饮食结构，适当运动。

4）脱离接触物理、化学等有毒有害物质（如放射线、高温、铅、汞、苯、农药等）的工作及生活环境，远离家畜、宠物。

5）接受心理咨询和辅导，缓解精神压力，消除不良情绪。

6）对于特定病毒易感人群，指导接种风疹疫苗、乙型病毒性肝炎疫苗等。

7）对于有高遗传风险的夫妇，指导接受遗传咨询、产前筛查和产前诊断。

8）必要时接受进一步检查、治疗和转诊。在基本信息和病史收集阶段，及获知体格检查、临床实验室检查、妇科超声检查等结果时，应及时针对已发现的风险因素，指导计划怀孕夫妇进行有效干预。

8. 早孕及妊娠结局追踪随访

（1）早孕追踪随访　对所有接受孕前优生健康检查的妇女，应及时准确了解其怀孕信息，在怀孕 12 周内进行早孕随访，并做好相应记录。

随访内容包括如下几点。

1）通过询问末次月经日期、尿妊娠试验及 B 超检查结果确定宫内妊娠。

2）了解夫妻双方孕前优生健康检查各项干预措施依从情况。

3）告知孕期注意事项和产前检查的时间，给予必要的健康指导和咨询，建议定期接受孕期保健。对怀孕 12 周内未及时随访的妇女，应在孕中期及早随访。

（2）妊娠结局追踪随访　了解孕妇妊娠结局，收集出生缺陷等不良妊娠结局相关信息，为评估服务效果、提高服务质量提供基础资料。所有接受孕前优生健康检查并妊娠的妇女，分娩后 6 周内或其他妊娠结局结束后 2 周内，由专人负责随访，记录妊娠结局。妊娠结局包括正常活产、流产、早产、引产、死胎死产、低出生体重、出生缺陷等。指导夫妻双方落实避孕措施，告知产后保健和新生儿保健注意事项。高度重视高风险人群早孕随访和指导，指导高风险人群接受产前筛查及产前诊断，并及时了解情况，重点做好妊娠结局随访。

参考文献

[1] 张世琨，王巧梅，沈海屏. 中国免费孕前优生健康检查项目的设计、实施及意义 [J]. 中华医学杂志，2015，95（3）：162‐165.

[2] 桑国卫. 创建中国特色的免费孕前优生健康检查新模式 [J]. 中华医学杂志，2015，95（3）：161.

[3] 中华人民共和国国家卫生健康委员会. 国家人口计生委关于印发国家免费孕前优生健康检查项目试点工作技术服务规范（试行）的通知（2010）[EB/OL].（2019‐9‐28）.

[4] 刘民. 孕前优生检查：生育健康的第一道防线 [J]. 中华生殖与避孕杂志，2023，43（1）：19‐22.

第二篇
生育力评估

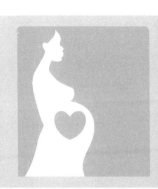

第一节 女性生育力评估

当前，全球生育问题日益增多，女性整体生育力呈下降趋势。我国生育政策也在不断调整，同时婚育年龄不断推迟，生育力评估需求愈加强烈。女性生育力是指女性能够产生卵母细胞、受精正常并孕育胎儿的能力。生育力评估涵盖三方面：卵巢储备功能评估、生殖道结构和功能评估及全身因素评估。其中评估生育力低下最重要的指标是卵巢储备功能低下，包括卵泡数量减少、卵泡发育异常或卵母细胞质量下降。对于年龄≥35岁的女性，如果尝试6个月或更长时间未避孕仍未成功怀孕，则需要对生育力进行全面评估；对于年龄≥40岁的女性，则应该考虑立即进行评估。

一、卵巢储备功能

卵巢储备功能可以代表女性生殖潜能，主要指卵巢内存留卵泡的数量。卵巢储备的下降是不可逆转的，随着原始卵泡数量的明显减少，临床表现为月经周期缩短、月经稀少、闭经、不孕等。目前，尚无公认的诊断卵巢储备功能低下的标准，一般推荐从年龄、基础性激素、抗苗勒氏管激素（anti-müllerian hormone，AMH）、抑制素B（inhibin-B，INH-B）和卵巢内窦卵泡数（antral follicle count，AFC）等方面对卵巢储备功能进行综合评估。

1. 年龄

年龄是评估生育力的首要因素，也是预测卵巢储备功能的独立指标。相关研究显示，女性最佳生育年龄为23~32岁，随着年龄增大，其生育力逐渐下降，妊娠率、活产率降低，流产率升高。35岁之后卵巢储备功能开始明显下降，≥40岁是公认的卵巢低反应的高危因素。卵巢内与年龄相关的异常血管化、氧化应激、自由基失衡会导致卵母细胞质量下降，可能引起受精失败或胚胎发育异常；但并不能完全凭年龄来评价卵巢储备功能，相同年龄段女性卵巢储备功能也存在很大差异。因此，年龄仅作为初步评估卵巢储备功能的指标。

2. 基础内分泌

在月经期第2~4天测定血清中的基础卵泡刺激素（follicular stimulating hormone，FSH）、雌二醇（estradiol，E_2）和黄体生成素（luteinizing hormone，LH）。大多数研究以基础FSH≥10 IU/L作为卵巢储备功能低下的诊断标准。FSH/LH比值是预测卵巢储备功能的指标，FSH/LH比值>3，提示可能为卵巢功能减退。基础 $E_2>80$ pg/mL，提示卵巢储备功能低下可能，常需结合基础 FSH 和基础 E_2 水平来评估。

3. 抗苗勒氏管激素（AMH）

AMH 是由卵巢窦前卵泡和小窦卵泡的颗粒细胞所分泌的一种糖蛋白，反映了原始卵泡池的大小。血清 AMH 浓度与年龄负相关，与窦卵泡数正相关，是评估卵巢储备功能的客观指标，可以更敏感、更准确地反映卵巢储备功能的下降程度。AMH<1.1 ng/mL 提示卵巢储备功能下降。AMH 不受月经周期及激素避孕药的影响，在不同周期及周期内变异较小，可以在该周期的任何一天测定。

4. 窦卵泡数（AFC）

AFC 一般为月经来潮第 2~4 天内经阴道超声计数卵巢内直径 2~9 mm 的窦卵泡数目，可作为一个独立预测卵巢储备功能的指标，是目前较敏感、特异性高的预测指标。基础 AFC 指标成本低、重复性好、无创伤。但是不同操作者测量的 AFC 数目可能会有差异，因为操作者熟练程度和机器分辨率会影响超声检查结果。一般认为 AFC$\leqslant3~7$ 个，提示卵巢低反应；AFC>15 个，提示卵巢高反应。

5. 抑制素 B（INH-B）

INH-B 由窦卵泡的颗粒细胞分泌，受 FSH 调节并反馈性抑制 FSH 分泌，参与优势卵泡的形成和发育。一般认为 INH-B$<40~56$ ng/L 为卵巢储备功能下降，但尚无统一标准，暂未推荐使用。

6. 卵巢体积（ovarian volume，OV）

卵巢体积大小与卵巢储备的卵泡数目有关，体积 $V=D_1\times D_2\times D_3\times\pi/6$，其中 D_1、D_2、D_3 代表经阴道三维超声测量的卵巢基础状态下 3 个平面的最大直径，卵巢体积>3 cm^3 提示卵巢储备良好。但临床上 OV 应用并不广泛，不推荐用卵巢体积作为评价卵巢储备功能的指标。

7. 卵巢刺激试验

卵巢刺激试验包括氯米芬刺激试验（clomiphene citrate challenge test，CCCT）、尿促卵泡素刺激试验（FSH ovarian reserve test，FORT）和促性腺激素释放激素激动剂试验（GnRH agonist stimulation test，GAST）。卵巢刺激试验有一定的准确度，在特定情况下可以用来评估卵巢储备功能，但近年来临床上已较少应用。目前并无预测卵巢储备功能低下的统一的阈值指标，临床需要结合不同的检查手段和指标，综合评估卵巢储备功能。

8. 排卵功能

排卵功能障碍约占女性不孕因素的 40％。排卵功能障碍是指卵泡不发育、发育停滞、闭锁、未成熟卵泡排卵从而无法正常排卵的一类疾病。最常见的排卵功能障碍原因包括多囊卵巢综合征（polycystic ovary syndrome, PCOS）、甲状腺功能异常、高催乳素血症、肥胖、剧烈运动或过度运动、体重增加或减轻等。

（1）月经史

大多数有排卵的女性，月经周期通常有规律、可预测，周期一般间隔 21～35 天。月经周期异常可表现为月经周期不规律，月经频发、月经稀发或闭经，经量增多，经期延长等。月经稀发或闭经史在临床上基本可以确定无排卵，有的持续无排卵患者，偶尔也可能排卵妊娠。

（2）黄体期孕酮水平

通常在预计下次月经来潮前约 1 周进行血清孕酮测量，如果孕酮水平＞3 ng/mL，视为有排卵。

（3）经阴道超声检查

经阴道超声检查是监测卵泡生长发育和排卵的有效手段。对于月经周期为 28～30 天的女性，可在月经第 10～11 天开始进行经阴道超声检查，每隔 1～2 天动态观察卵泡的发育及内膜的厚度形态，如果观察到优势卵泡消失、内膜转型伴盆腔积液，可提供排卵的直接证据。

（4）排卵试纸

使用的各种"排卵试纸"测定尿促黄体生成素（LH）可以检查出月经周期中的 LH 峰值，提示可能在 1～2 天内排卵。尿 LH 检测提供了排卵的间接证据。但是产品之间的准确性、实用性和可靠性各不相同，及 PCOS 等特殊人群存在基础高 LH 值，可能产生假阳性和假阴性结果。

（5）基础体温

基础体温（basal body temperature，BBT）排卵后孕酮的升高会导致 BBT 升高 0.2 ℃～0.3 ℃，故女性在早晨醒来后、起床活动前测量 BBT，可通过 BBT 的变化来判断有无排卵。无排卵周期通常出现单相模式，而排卵周期则通常有双相变化。鉴于检测的烦琐性及其缺乏准确性，目前并不常规推荐。

（6）子宫内膜活体组织检查（以下简称"活检"）

子宫内膜活检是从组织学层面评价是否存在分泌性子宫内膜，提示有无发生排卵。因准确性欠缺且有创，目前不再使用。

月经规律的女性有排卵的可能性大，可采用排卵试纸监测 LH 峰值，B 超监测排卵情况和黄体期测孕酮准确性较高，不建议通过测 BBT 或子宫内膜活检来判断有无排卵。

二、生殖道结构和功能评估

女性生殖道因解剖结构、生理功能特殊，对其结构及功能进行评估也是生育力评估的重要环节。其评估内容包括对阴道、子宫颈、子宫、输卵管及盆腔等方面的评估。

1. 阴道微生态评估

女性生殖道菌群与排卵、精卵运输、受精卵着床、妊娠、分娩的每一步骤关系密切，现阶段这方面较多着眼于阴道菌群的研究，育龄女性生殖道感染影响其自身生殖健康状况，损害生育功能，增加不孕等风险。

2. 子宫颈病变筛查

子宫颈病变呈年轻化趋势，子宫颈疾病与生育力、妊娠结局有着密切联系。应定期妇科检查及行子宫颈液基薄层细胞检测（TCT）、人乳头状瘤病毒（HPV）筛查，尽早发现子宫颈疾病。

3. 子宫异常检测

子宫宫腔也是影响女性生育力的主要因素之一。有研究发现 16.2% 的不孕女性存在子宫宫腔异常，最常见的是子宫内膜息肉（13%）、黏膜下肌瘤（2.8%）和宫腔粘连（0.3%）。子宫异常在有异常子宫出血的女性中其发生率上升到 39.6%。子宫及子宫内膜容受性评估的最广泛检查手段首选无创性超声，如检测是否存在子宫肌瘤、子宫内膜息肉等影响生育力的因素，并对子宫内膜的形态、厚度、体积、蠕动波、子宫动脉和子宫内膜血流动力学参数进行评估，但对子宫颈及宫腔内微小病灶筛查效果不满意。宫腔镜是子宫内病变的诊断金标准，通过镜下准确地识别宫腔内病变、子宫内膜形态学异常和输卵管开口异常；亦可进行子宫内膜定位活检。目前利用细胞因子及各类受体、子宫内膜容受性芯片等检测手段对子宫内膜容受性进行评价研究也在不断地拓展中。

4. 输卵管通畅性

输卵管异常是不孕的最主要病因，目前临床上检查输卵管通畅性的方法主要有子宫输卵管造影（hysterosalpingography，HSG）、子宫输卵管超声造影（hysterosalpingo-contrast sonography，HyCoSy）、腹腔镜下输卵管通液术、宫腔镜下输卵管通液术和输卵管通液术等。

5. 盆腔因素

盆腔因素如病史和（或）体格检查提示有子宫内膜异位症和盆腔或附件粘连，但超声检查或输卵管造影等检查不足以确定以上诊断时，在评估女性生育力时可能需要考虑腹腔镜检查。腹腔镜检查能弥补 HSG 在检查评估输卵管功能方面的不足，主要指可在直视下检查输卵管通畅性和盆腔解剖异常，还可以在术中发现输卵管伞端及周围组织粘连等，是诊断子宫内膜异位症、盆腔粘连、盆腔结核等疾病的金标准。但是，因腹腔镜是一种有创检查，存在麻醉风险及手术并发症等，且手术操作本身有可能造成术后盆腔粘连，因此不建议在生育力的评估中常规进行，仅对有其他相关手术指征，如怀疑Ⅰ/Ⅱ期子宫内膜异位症或者疑似有盆腔粘连的不孕患者进行腹腔镜检查。

6. 女性生殖道发育异常

女性生殖道发育异常包括阴道、子宫颈、子宫体、输卵管等发育异常，伴或不伴卵巢、泌尿系统等异常，最常见的是子宫体异常。盆腔超声虽简便易行，但难以明确诊断。盆腔 MRI 是超声检查的补充手段，能清晰显示各部位形态结构，精准评估多器官复杂结构异常，是生殖道发育异常的最佳检查方法。

三、全身性因素

全身性疾病方面，应评估是否存在影响生育或不宜生育的疾病，如甲状腺疾病、家族遗传疾病、血液系统疾病、心血管系统疾病等。

1. 甲状腺疾病

甲状腺疾病具有女性多发，并随年龄增大而增加的特点。相关研究证实，甲状腺功能异常可导致不孕及妊娠不良结局，所以建议有生育计划的妇女应监测甲状腺功能。具体内容详见第四章内分泌系统疾病甲状腺疾病相关内容。

2. 家族遗传疾病

根据病因划分，遗传病分为单基因病、多基因病、染色体病、线粒体遗传病和体细胞遗传病，具有先天性、终身性和家族性等特点。多数遗传病缺乏有效的治疗方法，医学预防是关键。建议罕见病夫妇或生育过罕见病患儿的家庭在生育/再生育前进行准确的基因检测和正规的遗传咨询、生育风险评估及指导生育决策。明确家族的致病基因位点和遗传方式后，提供胚胎植入前遗传学诊断（preimplantation genetic diagnosis，PGD），不仅能够防止单基因遗传病患儿的出生，而且还能防止突变基因继续遗传给下一代，降低出生缺陷率。

3. 其他全身情况

营养状况是影响生殖过程非常重要的因素，与女性生育功能密切相关。如肥胖和营养不良对内环境、卵子质量及胚胎发育均产生不利影响。对于不明原因生育力低下的夫妻，其精神状态、生活环境及全身因素也需综合考量。女性全身各系统能否承受妊娠也是生育力评估的关注内容，包括是否合并糖尿病、高血压、肝肾功能及心脏疾病等。具体情况详见本书相关章节的解析。

临床上，需要结合各种因素综合判断和评估女性生育力。总之，临床上一般从卵巢储备功能、排卵功能、输卵管通畅度、子宫宫腔形态、盆腔因素、全身性因素等方面进行女性生育力评估。针对每个方面有各种不同的评估方法，临床医生应在综合考虑有效性、经济性、方便性、创伤性后，选择合适的方法对患者进行全面的生育力评估，为患者制定正确的生育策略提供参考依据和建议。

参考文献

[1] 顾问应，张艺珊. 重视女性生育调控与生殖健康 [J]. 中国实用妇科与产科杂志，2021，37 (8)：793 - 794.

[2] 周灿权，古芳. 重视高龄女性生殖健康 [J]. 中国实用妇科与产科杂志，2017，33 (1)：59 - 63.

[3] Practice Committee of the American society for Reproductive Medicine. Electronic address: asrm@asrm.org. Definitions of Infertility and Recurrent Pregnancy Loss: A Committee Opinion [J]. Fertil Steril，2020，113 (3)：533 - 535.

[4] 乔杰，杨蕊. 高龄辅助生殖技术临床结局 [J]. 中国实用妇科与产科杂志，2017，33 (1)：64 - 67.

[5] Albamonte MI，Albamonte MS，Bou-Khair RM，et al. The ovarian germinal reserve and apoptosis-related proteins in the infant and adolescent human ovary [J]. J Ovarian Res，2019，12 (1)：22.

[6] Mikwar M，Mac Farlane AJ，Marchetti F. Mechanisms of oocyteaneuploidy associated with advanced maternal age [J]. MutatRes Rev Mutat Res，2020，785：108320.

[7] Cimadomo D，Fabozzi G，Vaiarelli A，et al. Impact of Maternal Age on Oocyte and Embryo Competence [J]. Front Endocrinol (Lausanne)，2018，9：327.

[8] Practice Committee of the American Society for Reproductive Medicine. Testing and interpreting measures of ovarian reserve: a committee opinion [J]. Fertil Steril，2020，114 (6)：1151 - 1157.

[9] Howard JA，Hart KN，Thompson TB. Molecular mechanisms of AMH signaling [J]. Front Endocrinol (Lausanne)，2022，13：927824.

[10] Hager M，Ott J，Marschalek J，et al. Basal and dynamic relationships between serum anti-Müllerian hormone and gonadotropins in patients with functional hypothalamic a-menorrhea with or without polycystic ovarian morphology [J]. Reprod Biol Endocrinol，2022，20 (1)：98.

[11] Tang Yan，Li Yanning. Evaluation of serum AMH，INHB combined with basic FSH on ovarian reserve function after laparoscopic ovarian endometriosis cystectomy [J]. Front Surg，2022，9：906020.

[12] 樊梓怡，刘芬婷，李蓉. 生殖道菌群对女性生育力的影响 [J]. 中华生殖与避孕杂志，2020，40 (6)：515-520.

[13] Adesiyun AG，Cole B，Ogwuche P. Hydrotubation in the management of female infertility：outcome in low resource settings [J]. East Afr Med J，2009，86 (1)：31-36.

[14] Mandia L，Personeni C，Antonazzo P，et al. Ultrasoundin infertility setting：optimal strategy to evaluate the assessment of tubal patency [J]. Biomed Res Int，2017，2017：3205895.

[15] Cekdemir YE，Mutlu U，Acar D，et al. The accuracy of three dimensional ultra-sonography in HE diagnosis of Müllerian duct anomalies and its concordance with magnetic resonance imaging [J]. J Obstet Gynaecol，2022，42 (1)：67-73.

[16] 何子凝，迟洪滨. 甲状腺自身免疫与女性生殖及辅助生育研究进展 [J]. 中华医学杂志，2021，101 (20)：1541-1544.

第二节　男性生育力评估

2021年10月，国家卫生健康委发布《不孕不育防治健康教育核心信息》，该信息提示我国不孕不育发病率为7%～10%，中国有近5000万不孕不育患者。其中男性因素导致的不育占30%～50%，其中有60%～70%的男性不育找不到确切病因。近年来，受环境污染、生活方式改变、生育年龄推迟等原因影响，全球范围内男性生育力下降明显，我国情况也不容乐观。调查研究显示我国男性精子质量近15年来持续下降，精子密度从平均1亿个/mL，大幅降至2000万～4000万个/mL，只有原来的1/4左右，故男性生育力的评估也必须重视。

一、男性生育力的定义

男性生育力是指育龄男性能够使配偶在一定时间（月经周期）内妊娠的

能力或概率。WHO的数据表明：正常夫妻有规律性生活未避孕，一个月经周期内妊娠的概率是20%～25%，半年累计妊娠率约为60%，1年累计妊娠率约为84%，2年累计妊娠率为92%～95%。女性的生育力在24～29岁达到顶峰，男性的生育力在25～35岁最佳。

二、男性生育力评估方法

男性生育力评估的内容包括病史采集、体格检查、精液分析、内分泌激素、病原微生物、免疫学、生殖遗传、影像学、病理学和性功能等方面检查。

（一）病史采集

1. 主诉及现病史　了解患者结婚或同居时间、尝试妊娠时间、男女双方既往生育史，以及有无避孕及避孕方式、性生活频率、勃起和射精情况、有无性传播疾病，还需要了解患者既往与不育相关的检查和治疗情况，尤其是精液检查和生殖内分泌激素水平检查。

2. 既往史　重点询问生长发育史及与生育相关的疾病和风险因素，包括泌尿生殖系统感染（青春期腮腺炎性睾丸炎、附睾炎、前列腺炎）、精索静脉曲张、手术外伤史（睾丸扭转/外伤，腹股沟、阴囊、腹膜后和盆腔部位手术等）、睾丸肿瘤、影响生育的全身性疾病（糖尿病、结核病、肝肾疾病、慢性呼吸道疾病等）、神经系统疾病（脊髓损伤、多发性硬化症等），有无化疗、放疗史以及使用生殖毒性药物史等。

3. 个人史　了解患者有无吸烟、长期酗酒和吸毒等嗜好，是否存在可能影响男性生育力的生活习惯，如长期暴露于热辐射环境，以及久坐、长期骑自行车、热水浴、蒸桑拿、穿紧身内裤等可造成睾丸局部温度升高的生活习惯。还需要询问患者的职业与工作环境，重点关注长期、大剂量暴露于不利理化因素的人群，如从事放射医学、核研究等有较高辐射暴露的人员，从事金属焊接冶炼、热加工、厨师等长期高温热辐射暴露的工种，以及从事接触铅、镉、汞、铬、锰、镍等重金属元素，苯、氯仿、二硫化碳、甲醛等有机化合物的相关行业从业人员。

4. 家族史、遗传性疾病史　父母是否近亲结婚，有无遗传性疾病史，父母以及兄弟姐妹的健康、生育情况等。

（二）体格检查

了解患者的体重指数（BMI）、心理健康状态等。检查患者的男性体征、体毛分布、有无男性乳房女性化等。对阴茎、阴囊及内容物（睾丸、附睾、部分精索及输精管）、前列腺和精囊腺等进行专科检查，评估外生殖器发育情况。检查是否存在生殖器畸形、隐睾、精索静脉曲张等。

（三）男性精液检查评估生育力

1. 精液常规

精液常规分析主要根据精液状态、精液 pH、精子活率、精子前向运动率、精子浓度、精液体积等指标进行相关分析。检查前需禁欲 2~7 天，洗净双手，一般用手淫法取精液，不可利用普通避孕套取精液（含杀精子成分），应保证全部排入容器，精子前向运动率≥32%、精液浓度≥15×10^6/mL 为正常。

2. 精子形态学检查

精子形态学检查严格参照第五版《WHO 人类精液检查与处理实验室手册》，按 Kruger 标准对精子形态进行判定分类，最终确定正常形态精子百分率与异常形态精子百分率。具体内容详见表 2-1。

表 2-1　精液检查指标参考值

精液检查指标	参考值下限
精液量（mL）	1.5（1.4~1.7）
总精子数（10^6/每次射精）	39（33~46）
精子浓度（10^6/mL）	15（12~16）
总活动率（前向运动+非前向运动,%）	40（38~42）
前向运动率（%）	32（31~34）
活率（存活精子,%）	58（55~63）
正常形态率（%）	4（3.0~4.0）

3. 精子 DNA 碎片

精液常规分析在评估男性生育力方面存在局限性，并不能很好地预测精子的受精能力以及妊娠结局，精液常规各参数正常的男性仍有 15%存在不育。精子核 DNA 是精子的遗传性物质，其完整性是男性将遗传物质传给子代的前提，通常用 DNA 碎片指数（DFI）来表示精子 DNA 完整性损伤的程度，精子 DNA 碎片化检测可用于预测受孕结局、评估胚胎发育潜能、胚胎种植率以及遗传缺陷发生的风险，是一种稳定的精液检查指标。

随着男性年龄增长，尤其是 40 岁以后，生精过程中的细胞凋亡、氧化应激、组装错误及泌尿生殖疾病都会引起精子 DNA 损伤的进一步加剧，通常采用流式细胞术检测精子 DNA 损伤程度，正常 DFI≤15%；临界值为 15%<DFI<30%；异常为 DFI≥30%。随着 DFI 值的增大，男性生育力随之下降，

精子 DNA 碎片化程度高，容易引起不育及反复流产。

4. 精液检测注意事项

精液检测跟个人工作压力、心理情绪、身体状况息息相关。进行精液检查前，需要进行充分休息，禁欲 2～7 天后再进行。需要注意的是，如果 1 次精液检测结果不正常，需调整好状态后，禁欲 2～7 天再次检测。

（四）生殖系统感染相关检测

精液病原微生物检查是男性生育力评估的常见项目。精液采集后应尽快送至实验室，采样时间过长可能会提高检出微生物的阳性率。精液中的病原体浓度>10^3cfu/mL，认为存在菌精症（bacteriospermia）。衣原体和支原体是常见的男性生殖道病原微生物，多数感染者并无症状。支原体和衣原体的感染可与精子活力、浓度改变等多项精液参数相关，经抗生素治疗后精子质量可有所改善。感染人的衣原体主要为沙眼衣原体（chlamydia trachomatis），而支原体种类较多，解脲支原体（U. urealyticum）及人型支原体（M. hominis）与男性不育有关。此外，有多种细菌可感染男性生殖道，如淋病奈瑟菌、大肠埃希菌、金黄色葡萄球菌、粪肠球菌等，急性感染对男性生育力影响较大（如淋菌性尿道炎、急性细菌性附睾炎等），但临床上多数为无症状感染。无症状感染对于精液参数的影响，目前争议较多，需结合具体情况综合评估。

（五）影像学评估

常用的影像学评估主要包括超声和放射性影像学技术。超声检查是男性生育力评估的首选和必要的临床影像学检查方法，在无精子症病因评估和 ED 评估方面具有独特的临床价值。经直肠超声（transrectal ultrasonography，TRUS）主要针对前列腺、精囊腺、射精管等解剖部位，是显示射精管梗阻程度的可靠、非侵入性方法。超声检查可发现影响男性生育力的主要病变包括生殖系统炎症、发育异常、血管病变和肿瘤等，如附睾炎、附睾梗阻、隐睾、睾丸肿瘤、精索静脉曲张、苗勒管囊肿、精囊腺发育不良、射精管囊肿、血精等。放射性影像学方法有 X 线、造影、MRI 和 CT 等，可用于男性生殖系统疾病包括生殖系统炎症、先天性疾病和肿瘤等的辅助诊断。

（六）病理学评估

病理学评估主要为睾丸活检，指通过手术切开或穿刺方法获得部分睾丸组织，观察睾丸的生精状态。睾丸活检是诊断生精功能的金标准。常用的睾丸活检方法包括睾丸切开活检术（testicular sperm extraction，TESE）、经皮睾丸穿刺活检术（testicular sperm aspiration，TESA）、睾丸细针精子抽吸术

（fine-needle aspiration，FNA）等。

（七）性功能评估

性功能评估包括对性欲、阴茎勃起、性交、性高潮和射精等方面的评估。性功能障碍根据临床表现可分为性欲改变、勃起功能障碍（erectile dysfunction，ED）和射精功能障碍等。严重的性功能障碍均可导致男性不育，男性不育也可导致性功能障碍发生率升高。应通过详细的病史询问、体格检查以及必要的专科检查对其性功能进行评估。

随着越来越多的医疗机构转向采用夫妻双方共同诊治模式评估男性生育力，泌尿男科和生殖男科医生应该在男性生育力评估中发挥更加重要的作用，从而科学、客观地评估男性生育力，最大限度地保障育龄夫妇获得健康子代，促进人口长期高质量均衡增长。

参考文献

[1] Patrick J. Rowe，Frank H. Comhaire，Timothy B. Hargreave，et al. 世界卫生组织男性不育标准化检查与诊疗手册［M］. 李铮，张忠平，黄翼然，等，译. 北京：人民卫生出版社，2007.

[2] 谷翊群. 男性生育力评价与中国不育症现况［J］. 生殖医学杂志，2019，08：851-852.

[3] 熊承良，商学军，刘继红. 人类精子学［M］. 北京：人民卫生出版社，2013：989.

[4] Sagnelli E，Macera M，Russo A，et al. Epidemiological and etiological variations in hepatocellular carcinoma［J］. Infection，2020，48（1）：7-17.

[5] 李冰.《不孕不育防治健康教育核心信息》发布［N］. 中国人口报，2021-11-16（001）.

[6] 中国医师协会生殖医学专业委员会生殖男科学组，男性生育力评估中国专家共识编写组，潘峰，等. 男性生育力评估中国专家共识［J］. 中华男科学杂志，2022，28（9）：848-858.

第三篇
常见疾病的孕前风险评估和指导

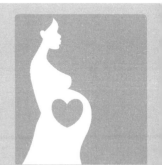

第一章　呼吸系统疾病

第一节　支气管哮喘

支气管哮喘简称哮喘，是由多种细胞（如嗜酸粒细胞、肥大细胞、T淋巴细胞、中性粒细胞、平滑肌细胞、气道上皮细胞等）和细胞组分参与的慢性气道炎症性疾病。绝大多数患者经过长期规范化治疗和管理，可以达到临床控制哮喘的目的。

【临床表现】

哮喘是一种异质性疾病，具有不同的临床表型。临床表现为反复发作的喘息、气急，伴或不伴胸闷或咳嗽等症状，常在夜间及凌晨发作或加重，多数患者可自行缓解或经平喘药物治疗后缓解。

【诊断要点】

1. 典型哮喘的诊断

（1）典型哮喘的临床症状和体征

1）反复发作性喘息、气促，伴或不伴胸闷或咳嗽，夜间及晨间多发，常与接触变应原、冷空气、物理性刺激、化学性刺激以及上呼吸道感染、运动等有关。

2）发作时双肺可闻及散在或弥漫性哮鸣音，呼气相延长。

3）上述症状和体征可经治疗缓解或自行缓解。

（2）可变气流受限的客观检查　①支气管舒张试验阳性；②支气管激发试验阳性；③呼气流量峰值（peak expiratory flow，PEF）平均每天昼夜变异率>10％，或PEF周变异率>20％。

符合上述症状和体征，同时具备气流受限客观检查中的任意一条，并除外其他疾病引起的喘息、气促、胸闷及咳嗽，可诊断为哮喘。

2. 不典型哮喘的诊断

临床上还存在着无喘息症状，也无哮鸣音的不典型哮喘，患者仅表现为反复咳嗽、胸闷或其他呼吸道症状。

（1）咳嗽变异性哮喘　咳嗽作为唯一或主要症状，无喘息、气促等典型哮喘的症状和体征，同时具备可变气流受限客观检查中的任意一条，除外其他疾病所引起的咳嗽，按哮喘治疗有效。具体内容参见慢性咳嗽一节。

（2）胸闷变异性哮喘　胸闷作为唯一或主要症状，无喘息、气促等典型哮喘的症状和体征，同时具备可变气流受限客观检查中的任意一条，除外其他疾病所引起的胸闷。

（3）隐匿性哮喘　指无反复发作喘息、气促、胸闷或咳嗽的表现，但长期存在气道反应性增高者。有学者随访发现 14%～58% 的无症状气道反应性增高可发展为有症状的哮喘。

（4）妊娠期哮喘　指女性怀孕期间出现的哮喘。大约 1/3 哮喘患者因妊娠而加重，4%～8% 孕妇患有哮喘，多发生在妊娠第 34～36 周。妊娠期前 3 个月体重增长超过 5 kg 会导致哮喘急性加重的风险增大，且风险会随体重增长而进一步升高。妊娠期哮喘对孕妇和胎儿均产生影响，未控制的妊娠哮喘会导致孕妇发生子痫或妊娠期高血压，还会升高围生期病死率、早产率和低体重儿发生率。

【备孕指导】

有备孕计划的适龄女性需知晓，在孕期或生命早期可能存在环境因素影响哮喘发生的"时机窗"。对于哮喘患者来说，避免过敏原暴露是治疗哮喘的关键，尘螨暴露与哮喘发生的相关性已得到公认。镇痛剂中对乙酰氨基酚可能与成人和儿童哮喘有关，孕妇口服对乙酰氨基酚可导致后代哮喘概率增大。孕妇吸烟是产前烟草暴露最常见和直接的途径。怀孕期间或产后早期的母亲压力与儿童患哮喘的风险增加有关。

【孕期关注重点】

妊娠期哮喘治疗原则与典型哮喘相同，首选吸入糖皮质激素联合 β 受体激动剂维持治疗。基于妊娠安全考虑，药物选择要慎重。吸入皮质类固醇作为妊娠期哮喘控制一线治疗药物时，优先考虑布地奈德，其为妊娠 B 类抗哮喘药，所有其他吸入皮质类固醇都为妊娠 C 类抗哮喘药。在妊娠期间停用吸入糖皮质激素可导致哮喘急性发作。

妊娠期哮喘采用全程化管理模式，可以降低对孕妇和胎儿的负面影响。全程化管理包括：①评估和检测哮喘病情：监测 PEF 变异率。②控制哮喘加重的因素，避免接触诱发性因素。③妊娠哮喘急性发作时，咳嗽、胸闷、气急、喘息或 PEF 下降 20%，胎动减少以及 $SaO_2 < 90\%$ 时，应立即吸入 2～4 吸沙丁胺醇，每 20 分钟 1 次。观察 1 小时，无改善需立即就诊。④如哮喘急性发作严重，且胎儿已成熟，可考虑终止妊娠。哮喘的控制是降低母体和胎儿风险的保证。⑤采用呼出气一氧化氮指导用药的孕期哮喘管理方式，可使

4～6 岁患儿患哮喘的概率降低 50％以上。在临床实践中采用这种方法治疗哮喘，有可能降低高危儿童群体的哮喘发病率。

参考文献

[1] Reddel HK，Bacharier LB，Bateman ED，et al．Global Initiative for Asthma Strategy 2021：Executive Summary and Rationale for Key Changes［J］．Am J Respir Crit Care Med，2022，205（1）：17-35．

[2] Burbank AJ，Peden DB．Assessing the impact of air pollution on childhood asthma morbidity：how，when，and what to do［J］．Curr Opin Allergy Clin Immunol，2018，18（2）：124-131．

[3] Flanigan C，Sheikh A，DunnGalvin A，et al．Prenatal maternal psychosocial stress and offspring's asthma and allergic disease：A systematic review and meta-analysis［J］．Clin Exp Allergy，2018，48（4）：403-414．

[4] Morten M，Collison A，Murphy VE，et al．Managing Asthma in Pregnancy（MAP）Trial：FENO levels and childhood asthma［J］．Allergy Clin Immunol，2018，142（6）：1765-1772．

第二节　慢性咳嗽

咳嗽是机体的防御性神经反射，有利于清除呼吸道分泌物和有害因子。成人咳嗽通常按时间分为 3 类：急性咳嗽（＜3 周）、亚急性咳嗽（3～8 周）和慢性咳嗽（＞8 周）。通常将以咳嗽为唯一或者主要症状，病程＞8 周，且 X 线胸片无明显异常者称为慢性咳嗽。高达 50％的女性慢性咳嗽因咳嗽诱发尿失禁，严重影响患者的生活质量。

【临床表现】

慢性咳嗽的诊断应首先考虑咳嗽变异性哮喘（cough variant asthma，CVA）、上气道咳嗽综合征（upper airway cough syndrome，UACS）、嗜酸粒细胞性支气管炎（eosinophilic bronchitis，EB）、变应性咳嗽（atopic cough，AC）和胃食管反流性咳嗽（gastroesophageal reflux-related cough，GERC）等常见病因，上述疾病占慢性咳嗽病因的 70％～95％。多数慢性咳嗽与感染无关，因此应避免滥用抗菌药物治疗。

1. 咳嗽变异性哮喘（CVA）　是哮喘的一种特殊类型，咳嗽是其唯一或主要临床表现，无明显喘息、气促等症状，但存在气道高反应性。CVA 是慢性咳嗽的最常见病因,约占慢性咳嗽病因的 1/3。

临床表现:主要表现为刺激性干咳,通常咳嗽比较剧烈,夜间及凌晨咳嗽为其重要特征。感冒、冷空气、灰尘及油烟等容易诱发或加重咳嗽,但其他原因的慢性咳嗽也同样存在这些诱发因素。

2. 上气道咳嗽综合征(UACS) 是慢性咳嗽最常见病因之一,其基础疾病以鼻炎、鼻窦炎为主,需经针对性治疗或经验性治疗有效后再予以确认。除了鼻部疾病外,UACS 可能还与咽喉部的疾病有关,如慢性咽喉炎、慢性扁桃体炎等。

临床表现:除咳嗽、咳痰外,可表现为鼻塞、鼻腔分泌物增多、频繁清嗓、咽后黏液附着及鼻后滴流感。变应性鼻炎还表现为鼻痒、喷嚏、水样涕及眼痒等。鼻-鼻窦炎常有鼻塞和脓涕等症状,也可伴有面部疼痛/肿胀感和嗅觉异常等。

3. 嗜酸粒细胞性支气管炎(EB) 是慢性咳嗽的常见病因,占慢性咳嗽病因的 13%～22%。EB 以气道嗜酸粒细胞浸润为特征,痰嗜酸粒细胞增高,但气道炎症范围较局限,平滑肌内肥大细胞浸润密度低于哮喘者,其炎症程度、氧化应激水平均不同程度低于 CVA。约 1/3 患者合并变应性鼻炎。

临床表现:主要为慢性刺激性咳嗽,常为其唯一的临床症状,干咳或咳少许白色黏液痰,多为白天咳嗽,少数伴有夜间咳嗽。患者对油烟、灰尘、异味或冷空气比较敏感,常为咳嗽的诱发因素。患者无喘息、呼吸困难等气流受限相关症状。肺通气功能和呼气流量峰值(peak expiratory flow,PEF)变异率正常,无气道高反应性。

4. 变应性咳嗽(AC) 临床上某些慢性咳嗽患者具有特异质,痰嗜酸粒细胞正常,无气道高反应性,糖皮质激素及抗组胺药物治疗有效,此类咳嗽可定义为 AC。

临床表现:刺激性干咳,多为阵发性,白天或夜间均可咳嗽,油烟、灰尘、冷空气、讲话等容易诱发咳嗽,常伴有咽喉发痒。通气功能正常,无气道高反应性,诱导痰细胞学检查嗜酸粒细胞比例正常。

5. 胃食管反流性咳嗽(GERC) 因胃酸和其他胃内容物反流进入食管,导致以咳嗽为突出表现的临床综合征,属于胃食管反流病的一种特殊类型,是慢性咳嗽的常见原因。

临床表现:除咳嗽外,40%～68% 的 GERC 患者可伴反酸、胸骨后烧灼感及嗳气等典型反流症状,但也有患者以咳嗽为唯一症状。咳嗽大多发生在白天、直立位以及体位变换时,干咳或咳少量白色黏痰。进食酸性、油腻食物容易诱发或加重咳嗽。

【诊断要点】

1. CVA　符合以下全部条件可确诊。①慢性咳嗽，常伴有明显的夜间刺激性咳嗽；②支气管激发试验阳性，或 PEF 平均昼夜变异率＞10％，或支气管舒张试验阳性；③抗哮喘治疗有效。

2. UACS　因涉及鼻、鼻窦、咽、喉等多种基础疾病，症状及体征差异较大且多无特异性，必须结合病史、体征、相关检查及治疗反应综合判断。

其诊断建议参考以下标准：①慢性咳嗽，以白天或体位转变后咳嗽为主，入睡后较少发生；②有鼻部和（或）咽喉疾病的临床表现和病史；③辅助检查支持鼻部和（或）咽喉疾病的诊断；④针对基础疾病病因经治疗后咳嗽缓解。

3. EB　EB临床表现缺乏特异性，临床表现类似CVA，体格检查无异常发现，痰嗜酸粒细胞增高是必要诊断依据。EB的诊断必须结合病史、诱导痰（或支气管灌洗液）嗜酸粒细胞计数、气道反应性测定和激素治疗有效等综合判断。

符合以下条件即可确诊 EB：①慢性咳嗽，表现为刺激性干咳或伴少量黏痰。②肺通气功能正常，无气道高反应性，PEF 变异率正常。③痰细胞学检查嗜酸粒细胞比例≥2.5％。④排除其他嗜酸粒细胞增多性疾病。⑤口服或吸入糖皮质激素有效。

4. AC　符合下述条件①、②、③、⑤及④中的任意一条即可确诊。①慢性咳嗽，多为刺激性干咳。②肺通气功能正常，支气管激发试验阴性。③诱导痰嗜酸粒细胞不增高。④具有下列指征之一：a. 有变应性疾病史或变应原接触史；b. 变应原皮试阳性；c. 血清总 IgE 或特异性 IgE 增高。⑤糖皮质激素或抗组胺药治疗有效。

5. GERC　诊断标准如下。①慢性咳嗽，以白天咳嗽常见，少数患者可有夜间咳嗽。②食管反流监测酸暴露时间（AET）＞6％和症状相关概率（SAP）≥95％。③抗反流治疗后咳嗽明显减轻或消失。

对于没有条件进行食管反流监测的慢性咳嗽患者，如果具有以下特征时，应考虑 GERC 的可能，建议进行诊断性治疗。①具有明显的进食相关性咳嗽，如餐后咳嗽、进食咳嗽等；②伴有典型的胸骨后灼烧感、反酸等反流症状或胃食管反流病问卷≥8 分；③排除CVA、UACS、EB 等慢性咳嗽的常见原因，或按这些疾病治疗效果不佳等。

【备孕指导】

1. CVA　推荐吸入性糖皮质激素（Inhaled corticosteroid，ICS）联合支

气管舒张剂治疗，并且建议在受孕前开始治疗；特别是 ICS，应继续进行并调整到最小有效剂量。如丙酸氟替卡松-沙美特罗干粉剂、布地奈德-福莫特罗干粉剂等，治疗时间应在 8 周以上。如果患者症状或气道炎症较重，或对 ICS 治疗反应不佳时，可以短期口服糖皮质激素治疗（10～20 mg/d，用药 3～5 天）。白三烯受体拮抗剂治疗 CVA 有效，能够减轻患者咳嗽症状、提高生活质量并减缓气道炎症。

2. UACS 患有 UACS 的女性，若有备孕计划，可以从病因治疗和对症治疗两方面控制病情。病因治疗措施如下。①变应性鼻炎备孕女性，制订全面的环境控制计划是防治的重要措施。若能确定特定的过敏原，就应该避免或尽可能减少接触相关过敏原。以尘螨过敏为例，建议采用控制湿度、减少尘螨的食物来源和生存区域、防尘螨材料物理隔离、热处理等措施综合防控。许多过敏原在环境中无处不在，无法完全避免，应更加关注可改变的环境或患者长期所处的环境（如室内生活环境），针对具体的患者制定个体化的过敏原防控策略。对花粉过敏的变应性鼻炎患者，在自然暴露于花粉的环境中，使用防护口罩、鼻腔过滤器等可减少致敏花粉吸入鼻腔，缓解鼻部症状。②慢性鼻窦炎备孕女性，大环内酯类药物具有一定的抗炎、抗细菌生物膜和免疫调节作用，但不适合孕妇和婴幼儿应用。鼻腔盐水冲洗可用作妊娠期慢性鼻窦炎患者的维持治疗。

3. EB 对糖皮质激素反应良好，治疗后咳嗽很快消失或明显减轻。建议首选 ICS 治疗，持续应用 8 周以上。

4. AC 吸入 ICS 治疗 4 周以上。

5. GERC 对怀疑为 GERC 的患者，控制饮食、减重、抬高床头及避免睡前进食等有利于缓解症状。另外，需避免过饱，避免进食酸性、辛辣和油腻食物，避免饮用咖啡、酸性饮料及吸烟，避免剧烈运动；可以联合使用抑酸药物（如奥美拉唑、泮托拉唑等）和促胃动力药（如多潘立酮片等）。抗反流治疗疗程至少 8 周，应逐步减量。

【孕期关注重点】

妊娠期出现 CVA，治疗原则与典型哮喘相同，参见支气管哮喘章节具体内容。

患有 UACS 的妊娠期妇女，考虑到药物对妊娠期妇女胎儿的潜在影响，一般不推荐在妊娠期和哺乳期使用鼻用激素。关于孕妇经鼻吸入布地奈德后妊娠结局的数据有限，但包括药理学研究在内的全部证据表明，经鼻内给药比全身接触剂量要低得多，表明其安全性至少与经口吸入布地奈德相当。

目前吸入布地奈德制剂被评为妊娠 B 类药，其他吸入皮质类固醇都被评为妊娠 C 类药。妊娠期前 3 个月使用鼻用曲安奈德可加大胎儿呼吸系统缺陷的风险，包括喉、气管、支气管畸形和后鼻孔闭锁。妊娠 16 周后，当益处大于风险时，应严格按照医嘱使用鼻用激素的最低有效剂量。鼻用激素分为第一代（包括布地奈德、曲安奈德、丙酸倍氯米松、氟尼缩松）和第二代（包括糠酸莫米松、丙酸氟替卡松、糠酸氟替卡松、倍他米松、环索奈德）。鼻用抗组胺药物妊娠期使用的安全性尚缺乏数据支持。肾上腺素、麻黄碱以及咪唑啉衍生物类，如羟甲唑啉、赛洛唑啉、萘甲唑啉等，是目前常用的鼻用减充血剂，妊娠期妇女不推荐使用。

鼻腔盐水冲洗是一种安全、方便、价廉的治疗方法，通常用于鼻腔和鼻窦炎性疾病的辅助治疗，具有稀释黏液、改善黏液纤毛清除功能、减轻黏膜水肿和减少鼻腔鼻窦中的过敏原负荷等作用。鼻腔冲洗可作为妊娠期过敏性鼻炎的替代疗法，以及妊娠期慢性鼻窦炎的维持治疗。

除难治性、严重的 GERS 外，妊娠妇女不推荐使用质子泵抑制剂。对于治疗酸相关疾病，仅对于以调整生活方式为目的的基础治疗及抗酸剂、H_2 受体拮抗剂、胃黏膜保护剂治疗效果不佳时，在充分评估患者的获益和风险后，方予以考虑使用质子泵抑制剂。

在妊娠前 1 个月以及妊娠的第 1~3 个月避免使用任何质子泵抑制剂。可参考上述备孕指导方针，从生活习惯、饮食控制、抬高床头等方面入手，以控制病情为主。

参考文献

[1] 中华医学会呼吸病学分会哮喘学组. 支气管哮喘防治指南（2020 年版）[J]. 中华结核和呼吸杂志，2020，43（12）：1023 - 1048.

[2] 中华医学会呼吸病学分会哮喘学组. 咳嗽的诊断与治疗指南（2021）[J]. 中华结核和呼吸杂志，2022，45（1）：13 - 46.

[3] Li N, Chen Q, Wen S, et al. Diagnostic accuracy of multichannel intraluminal impedance-PH monitoring for gastroesophageal reflux-induced chronic cough [J]. Chron Respir Dis, 2021, 18: 14799731211006682.

[4] Stoup T, Chenivesse C. Management of asthma during pregnancy [J]. Rev Mal Respir, 2021, 38 (6): 626 - 637.

[5] 中华耳鼻咽喉头颈外科杂志编辑委员会鼻科，中华医学会耳鼻咽喉头颈外科学分会鼻科学组. 中国变应性鼻炎诊断和治疗指南（2022 年，修订版）[J]. 中华耳鼻咽喉头颈外科杂志，2022，57（2）：106 - 129.

[6] 中华医学会耳鼻咽喉头颈外科学分会鼻科学，中国慢性鼻窦炎诊断和治疗指南

(2018)［J］. 中华耳鼻咽喉头颈外科杂志，2019，54（2）：81-100.

［7］ Morice AH，Millqvist E，Bieksiene K，et al. ERS guidelines on the diagnosis and treatment of chronic cough in adults and children ［J］. Eur Respir J，2020，55（1）：1901136.

第三节　肺动脉高压

肺动脉高压（pulmonary hypertension，PH）是指由多种异源性疾病（病因）和不同发病机制所致肺血管结构或功能改变，引起肺血管阻力和肺动脉压力升高的临床和病理生理综合征，继而发展成右心衰竭甚至死亡。PH 的血流动力学定义：指海平面、静息状态下，经右心导管检查（right heart catheterization，RHC）测定的肺动脉平均压（mean pulmonary artery pressure，mPAP）≥25 mmHg。正常成年人静息状态下 mPAP 为（14.0±3.3）mmHg，其上限为20 mmHg。

临床上将 PH 分为 5 大类：①动脉性 PH（pulmonary arterial hypertension，PAH）；②左心疾病所致 PH；③肺部疾病和（或）低氧所致 PH；④慢性血栓栓塞性 PH 和（或）其他肺动脉阻塞性病变所致 PH；⑤未明和（或）多因素所致 PH。

【临床表现】

PH 的临床症状缺乏特异性，主要表现为进行性右心功能不全的相关症状，常为劳累后诱发，表现为呼吸困难、疲劳、胸闷、胸痛和晕厥，部分患者还可表现为干咳和运动诱发的恶心、呕吐。晚期患者静息状态下可有症状发作。随着右心功能不全的加重，可出现踝部、下肢，甚至腹部、全身水肿。导致 PH 的基础疾病或伴随疾病也会有相应的临床表现。部分患者的临床表现与 PH 的并发症和肺血流的异常分布有关，包括咯血、胸痛、声音嘶哑等。严重肺动脉扩张可引起肺动脉破裂或夹层。

【诊断要点】

PH 的诊断建议从疑诊（临床及超声心动图筛查）、确诊（血流动力学诊断）、求因（病因诊断）及功能评价（严重程度评估）四个方面进行，其中病因诊断贯穿 PH 诊断的全过程。诊断策略及流程见图 3-1。

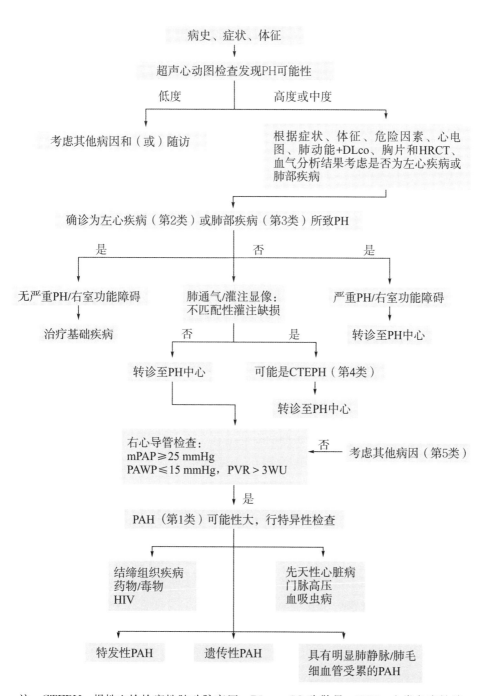

病史、症状、体征

超声心动图检查发现PH可能性

低度   高度或中度

考虑其他病因和（或）随访

根据症状、体征、危险因素、心电图、肺动能+DLco、胸片和HRCT、血气分析结果考虑是否为左心疾病或肺部疾病

确诊为左心疾病（第2类）或肺部疾病（第3类）所致PH

是   否   是

无严重PH/右室功能障碍

肺通气/灌注显像：不匹配性灌注缺损

严重PH/右室功能障碍

治疗基础疾病

否   是

转诊至PH中心

转诊至PH中心   可能是CTEPH（第4类）

转诊至PH中心

右心导管检查：
mPAP≥25 mmHg
PAWP≤15 mmHg，PVR＞3WU

否 ← 考虑其他病因（第5类）

是

PAH（第1类）可能性大，行特异性检查

结缔组织疾病
药物/毒物
HIV

先天性心脏病
门脉高压
血吸虫病

特发性PAH   遗传性PAH

具有明显肺静脉/肺毛细血管受累的PAH

注：CTEPH—慢性血栓栓塞性肺动脉高压；DLco—CO弥散量；HIV—人类免疫缺陷病毒；HRCT—高分辨率CT；mPAP—肺动脉平均压；PAH—动脉性肺动脉高压；PAWP—肺动脉楔压；PH—肺动脉高压；PVR—肺血管阻力；1 mmHg=0.133 kPa

图3-1 PH诊断流程图

1. 疑诊 通过病史、症状、体征以及心动图、X 线胸片等疑诊 PH 的患者，进行超声心动图的筛查，以明确发生 PH 的可能性。要重视 PH 的早期诊断，对存在 PAH 相关疾病和（或）危险因素，如家族史、先天性心脏病、结缔组织病、艾滋病感染、门静脉高压或能诱发 PAH 的药物或毒物摄入史者，应注意定期进行 PH 筛查。

2. 确诊 对于存在 PAH 相关疾病和（或）危险因素的患者，如果超声心动图高度怀疑 PH，需要做 RHC 以进行诊断与鉴别诊断。

3. 求因 对于左心疾病或肺部疾病患者，当合并重度 PH 和（或）右心室功能不全时，应转诊到 PH 中心，进一步寻找导致 PH 的病因。如果核素肺通气/灌注（ventilation/perfusion，V/Q）显像显示呈肺段分布、与通气不匹配的灌注缺损，需要考虑慢性血栓栓塞性 PH。根据 CT 肺动脉造影（computer tomography pulmonary angiography，CTPA）、RHC 和肺动脉造影进行 PAH 最终诊断。

4. 功能评价 对于明确诊断为 PAH 患者，需要根据 WHO 功能分级、6 分钟步行试验及相关检查结果等进行严重程度评估，以利于制定治疗方案。

【备孕指导】

妊娠期 PH 会导致患者死亡率明显上升为 30%～56%。因此，不推荐 PH 患者怀孕。但还是有处在妊娠期的女性患有 PH，偶尔也有 PH 患者不听劝告而怀孕的情况出现。绝大多数受 PH 影响的妇女都是年轻的育龄妇女。

一旦被诊断出患有 PH，就应听从医生建议避免怀孕。对筛查出基因突变的患者，尤其是在特发性肺动脉高压、家族性肺动脉高压、肺静脉闭塞性疾病和与先天性心脏病相关的 PAH 中发现 PAH 的基因突变，需要告知患者它可能会对其他家庭成员及其后代的身心以及社会产生影响。

避孕措施方面不推荐使用含雌激素的避孕药，因其会增加静脉血栓栓塞的风险。是否选择宫内节育器（IUD）需要咨询专业医生权衡利弊。一般来说，宫内节育器可以是铜宫内节育器，也可以是释放孕激素的宫内节育器。然而，放置 IUD 的手术有可能会引发血管迷走神经反应，对 PAH 患者可能有害，手术操作需要格外小心。鉴于其他避孕方法的风险和不确定性，输卵管结扎等方法可作为主要的避孕方法之一。

【孕期关注重点】

随着靶向药物的广泛应用，妊娠 PAH 患者死亡率有所下降，但仍高达 5%～23%，因此，建议 PAH 患者避免怀孕。若妊娠期间被确诊为 PAH，最好在孕 22 周前终止妊娠；若选择继续妊娠者，必须转到专业的 PH 中心进行全面评估和密切随访。

1. 妊娠期 PAH 的治疗药物

治疗 PAH 的药物主要有 4 类：前列腺素类似物、磷酸二酯酶 5 抑制剂、内皮素受体拮抗剂和可溶性鸟苷酸环化酶刺激剂。另外，钙通道阻滞剂也可能有一定的作用。

（1）前列腺素：如果已怀孕，可以继续使用前列腺素。使用前列腺素的适应证是右心室功能受损，因为它们不仅能有效地扩张血管，尚能增强右心室功能。右心室功能严重减退的孕妇适合使用肠外前列腺素。这类药物也有吸入性制剂，吸入性伊洛前列素是首选。

（2）磷酸二酯酶 5（PDE5）抑制剂：若怀孕，可以继续使用。多数文献支持西地那非与前列腺素一起使用，PDE5 抑制剂单药治疗只适用于右心室功能正常、拒绝前列腺素治疗的患者。接受单药治疗的患者需要密切随访。

（3）内皮素受体拮抗剂和可溶性鸟苷酸环化酶刺激剂：这些类别的所有药物都属于 X 类，一旦怀孕，应立即停用。

（4）钙通道阻滞剂：一般认为这些药物在妊娠期是安全的。要注意的是，右心室功能障碍者应避免使用钙通道阻滞剂。

2. 孕妇 PH 的抗凝治疗

抗凝治疗在许多类型的 PH 中都有作用，特别是 IPAH、遗传性肺动脉高压（hereditary pulmonary arterial hypertension，HPAH）、某些形式的先天性心脏病相关 PH。对于需要长期抗凝的妊娠患者，通常使用低分子量肝素（LMWH）。需要注意的是，最好在接近分娩前几天改用普通肝素。华法林是一种致畸剂，孕妇禁用。关于新的口服抗凝剂的数据是有限的，是妊娠 C 类药物，不推荐使用（表 3-1）。

表 3-1　PAH 药物的妊娠类别

分类	用药	妊娠类别
前列腺素类	前列环素	B
	曲前列环素	B
	伊洛前列素	C

分类	用药	妊娠类别
磷酸二酯酶 5 抑制剂	西地那非	B
	他达拉非	B
内皮素受体拮抗剂	安倍生坦	X
	波生坦	X
	马西替坦	X
可溶性鸟苷酸环化酶刺激剂	利奥西呱	X

3. 怀孕患者 PH 管理的一般原则

PH 患者的妊娠会对母亲和胎儿产生不良后果，建议终止妊娠。终止妊娠的最佳时间是在怀孕的前 3 个月。在终止妊娠时，PH 患者与普通人群相比风险更高，因此应在有经验的医院进行。

对于怀孕的 PH 患者，需要多学科协作共同管理。在孕早期、孕中期和孕晚期的随访应分别为每月 1 次、每周 2 次和每周 1 次。建议患者采取侧卧位，以避免腔静脉阻塞，其他右心衰竭的一般原则同样适用：包括限制液体和盐、利尿剂，以及必要时吸氧。利尿剂首选呋塞米；螺内酯属于妊娠 D 类药，应避免使用。

有两种值得注意的疾病可导致怀孕患者的急性肺动脉高压，即肺栓塞（pulmonary embolism，PE）和羊水栓塞（amniotic fluid embolism，AFE）。如果是高危肺栓塞，单独抗凝往往不够，可以选择溶栓、取栓和放置下腔静脉滤器。怀孕被列为溶栓剂的相对禁忌证，其临床应用只限于个别病例报告。与溶栓治疗相比，取栓术可导致流产概率增大，仅在危及生命的情况下应用。妊娠患者放置下腔静脉过滤器的适应证与非妊娠患者相同。

PH 产后管理，第 1 周管理非常关键。大多数怀孕的 PH 患者在这段时间由于血流动力学的变化而急性失代偿。失代偿性心力衰竭、心脏猝死和肺血栓栓塞症是其常见的死亡原因。

参考文献

[1] 中华医学会呼吸病学分会肺栓塞与肺血管病学组. 中国肺动脉高压诊断与治疗指南（2021 版）[J]. 中华医学杂志，2021，101（1）：11 - 51.

[2] Anjum H，Surani S. Pulmonary Hypertension in Pregnancy：A Review. Medicina

（Kaunas）[J]. 2021, 57 (3)：259.

[3] Fasullo S, Maringhini G, Terrazzino G, et al. Thrombolysis for massive pulmonary embolism in pregnancy：a case report [J]. Int J Emerg Med, 2011, 4：69.

[4] Gayat, Mebazaa A. Pulmonary hypertension in critical care [J]. Curr Opin Crit Care, 2011, 17 (5)：439–448.

第四节　肺结节

肺结节是指影像学表现为直径≤3 cm 的局灶性、类圆形、密度增高的实性或亚实性肺部阴影，可为孤立性或多发性，不伴肺不张、肺门淋巴结肿大和胸腔积液。分类方法如下。①按数量分类：单个病灶定义为孤立性，2 个及以上的病灶定义为多发性。②按病灶大小分类：将肺结节中直径<5 mm 者定义为微小结节，直径为 5~10 mm 者定义为小结节。③按密度分类：可分为实性肺结节和亚实性肺结节，后者又包含纯磨玻璃结节（pure ground-glass nodule，pGGN）、混杂磨玻璃结节（mixed ground-glass nodule，mGGN）。如果磨玻璃病灶内不含实性成分，称为 pGGN；如含有实性成分，则称为 mGGN。

【临床表现】

备孕期的年轻女性，肺结节多在体格检查时发现，临床症状多不明显。

【诊断要点】

备孕期女性发现肺结节后多需要医生定期随访。

随访中肺结节有如下变化者，多考虑为良性：短期内病灶外部特征变化明显，无分叶或出现极深度分叶，边缘变完整或变模糊；密度均匀或变淡；在密度没有增大的情况下病灶缩小或消失；病灶迅速变大，倍增时间<15 天；实性结节病灶 2 年以上仍然稳定者，但这一特征并不适用于 GGN，因原位腺癌和微浸润腺癌阶段的 GGN 可以长期稳定。

在随访中发现肺结节有以下变化时，多考虑为恶性：病灶增大，倍增时间符合肿瘤生长规律；病灶稳定或增大，并出现实性成分；病灶缩小，但出现实性成分或其中实性成分增加；血管生成符合恶性肺结节规律；出现分叶、毛刺和（或）胸膜凹陷征。

【备孕指导】

对于有备孕计划的女性，若发现有肺部结节，可将其分为三种情况进行评估与处理：孤立性实性肺结节、孤立性亚实性肺结节及多发性肺结节。其中又可将孤立性实性肺结节分为 8~30 mm 的肺结节和≤8 mm 的肺结节。

（1）8~30 mm 的孤立性实性肺结节：备孕期间不适合 PET 检查；若怀疑恶性结节，建议暂时放弃备孕，积极治疗原发病；若定期 CT 随访，应注意两次随访的间隔时间，间隔时间过短、病情不稳定者不推荐备孕（图3-2）。

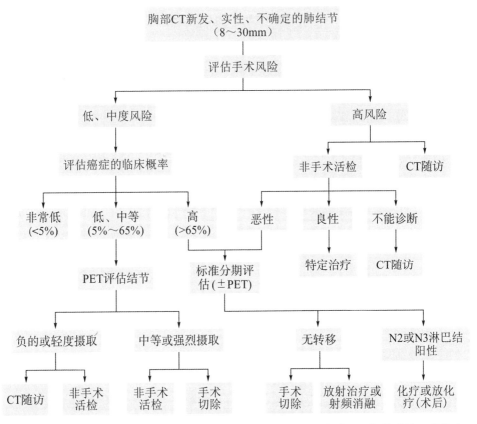

注：流程中手术活检步骤如下。手术并发症风险高的人群中，推荐 CT 扫描随访（当临床恶性肿瘤的概率是低到中等）或非手术活检（当临床恶性肿瘤的概率是中到高等）

图3-2 直径 8~30 mm 实性肺结节的临床管理流程

（2）≤8 mm 的孤立性实性肺结节：可根据图3-2流程评估≤8 mm 的实性结节。注意随访间隔时间，如果病情不稳定，结节较前明显增大，暂时不推荐备孕，及时明确病因及对症治疗（图3-3）。

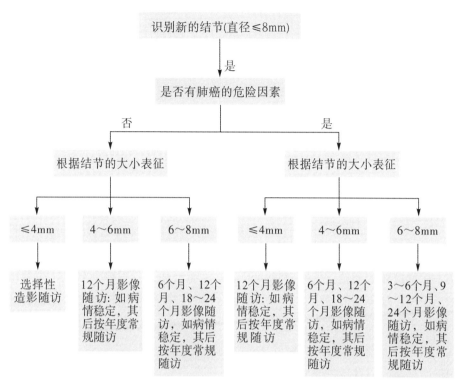

图3-3　直径≤8 mm实性肺结节的临床管理流程

（3）孤立性亚实性肺结节：备孕注意事项参考前述相关内容。

可参照表3-2列出的亚实性肺结节的随诊推荐方案和注意事项进行管理。

表3-2　亚实性肺结节的临床管理流程

结节类型	处理推荐方案	注意事项
孤立性pGGN		
≤5 mm	6个月影像随访，随后进行胸部CT年度随访	1 mm连续薄层扫描确认为pGGN
>5 mm	3个月影像随访，如果无变化，则按年度常规随访	如直径>10 mm，需考虑非手术活检和（或）手术切除
孤立性mGGN		
≤8 mm	3个月、6个月、12个月和24个月影像随访，无变化者，随后转为常规年度检查	随访期间结节增大或实性成分增多，通常提示为恶性，需考虑手术切除

结节类型	处理推荐方案	注意事项
>8 mm	3个月影像随访，若结节持续存在，随后建议使用 PET、非手术活检和（或）手术切除进一步评估	实性成分≤8 mm 的混杂性病灶不推荐 PET-CT 评估

（4）多发性肺结节

发现有 1 个占主导地位的结节和（或）多个小结节者，建议单独评估每个结节。若无组织病理学证实转移，则可行根治性治疗（2C 级）。对于多发 pGGN，至少 1 个病变直径>5 mm，但<10 mm，又没有特别突出的病灶，推荐首次检查 3 个月后再行 CT 随访；如无变化，至少 3 年内每年 1 次 CT 随访，后续应长期随访，但间隔期可以适当放宽。如果发现病灶变化，应调整随访周期；如果结节增多、增大、增浓，应缩短随访周期，或通过评估病灶部位、大小和肺功能情况，选择性局部切除变化明显的病灶；如果结节减少、变淡或吸收，则延长随访周期或终止随访。若怀疑恶性结节，暂不推荐备孕，积极明确病因以及治疗原发病。

【孕期关注重点】

妊娠期患有肺结节需要定期评估结节的大小、形态等有无改变，不可避免时需要使用胸部 CT 检查。CT 属于辐射性影像学检查，妊娠期辐射暴露的潜在不良风险主要是胚胎死亡、胎儿生长受限、小头畸形、肿瘤以及远期智力障碍等。导致不良结局的风险大小和程度取决于胎儿的暴露孕周和暴露剂量。动物实验及回顾性临床资料显示，造成胎儿不良结局的最低辐射暴露剂量通常为 50~200 mGy（1 Gy=1000 mGy），大剂量地暴露（>1Gy）才容易导致胎儿死亡。临床上造成出生后严重智力障碍的最低暴露剂量是 610 mGy。据测试，临床上常用的胸部 X 线和胸部 CT 的胎儿辐射暴露剂量分别为 0.0005~0.01 mGy 和 0.01~0.66 mGy。尚无证据表明妊娠期单次 CT 影像学检查对胎儿存在危害。但在孕期，尤其是早孕期，因病情需要特殊类型检查或多次检查导致累积暴露剂量达到 50~100 mGy 时，可根据孕周及胎儿辐射暴露剂量大小（表 3-3）综合分析其风险；同时，是否继续妊娠还需要尊重孕妇及家属意愿，并参考相关法律法规。

表 3-3 受孕后不同时间辐射暴露的风险及估计影响胎儿的辐射剂量阈值

受孕后时间及可能影响	估计辐射暴露剂量阈值/mGy
0~2 周	
胚胎死亡或没有影响	50~100
2~8 周	
先天畸形（骨骼、眼、生殖器）	200
生长受限	200~250
8~15 周	
严重智力障碍（风险高）	60~310①
小头畸形	200
16~25 周	
严重智力障碍（风险低）	250~280

注：①每增加 1000 mGy，智力商数降低 25。

对于孕妇因病情需要完善胸部 CT 时，可考虑加用腹部防护装置，最常用的腹部防护装置是铋锑防护和铅防护，通常置于孕妇下腹部、胎儿正前方，防护标准应达到 5 mm 铅当量，使用此类防护可以有效减少胎儿暴露辐射剂量。但采取防护措施时，应以不影响检查效果为前提，以免重复检查而增加暴露次数。

因此，需要定期随访肺结节的妊娠期妇女，根据肺结节变化情况决定下次随访时间。在不影响孕妇和胎儿安全的前提下，可酌情将随访时间适当延长。

参考文献

[1] 中华医学会呼吸病学分会肺癌学组，中国肺癌防治联盟专家组. 肺结节诊治中国专家共识（2018 年版）[J]. 中华结核和呼吸杂志，2018，41（10）：763-771.

[2] MacMahon H，Naidich DP，Goo JM，et al. Guidelines for Management of Incidental Pulmonary Nodules Detected on CT Images：From the Fleischner Society 2017 [J]. Radiology，2017，284（1）：228-243.

[3] Al Naemi H，Aly A，Kharita MH，et al. Multiphase abdomen-pelvis CT in women of childbearing potential（WOCBP）：Justification and radiation dose. Medicine（Baltimore）[J]，2020，99（4）：e18485.

[4] 中国医师协会妇产科医师分会母胎医师专业委员会. 妊娠期应用辐射性影像学检查的专家建议 [J]. 中华国产医学杂志，2020，23（3）：145-149.

第五节　肺结核

肺结核严重影响人民健康，是我国重点防治的传染性疾病之一。人肺结核的致病菌 90％以上为结核分枝杆菌，主要通过咳嗽、喷嚏、大声谈话等方式传播，属于飞沫传播，是肺结核最重要的传播途径。

【临床表现】

肺结核多数起病缓慢，部分患者可无明显症状，仅在胸部影像学检查时发现。随着病变进展，可出现咳嗽、咳痰、痰中带血或咯血等，部分患者可有反复发作的上呼吸道感染症状。肺结核还可出现全身症状，如盗汗、疲乏、间断或持续午后低热、食欲不振、体重减轻等，女性患者可伴有月经失调或闭经。少数患者起病急骤，有中、高度发热，部分伴有不同程度的呼吸困难。

【诊断要点】

肺结核通常具有结核中毒症状（低热、乏力、盗汗、食欲减退、体重减轻等）或伴呼吸道症状（咳嗽、咳痰 2 周以上，或伴咯血）；也可无症状，而通过健康体格检查发现肺部阴影疑似肺结核者。肺结核需综合分析危险因素、临床表现以及胸部影像、微生物、免疫等辅助检查进行诊断。

1. 危险因素：有痰涂片阳性肺结核患者密切接触史，存在生活贫困、居住处拥挤、营养不良等社会因素，属于婴幼儿、老年人、HIV 感染者、糖皮质激素或免疫抑制剂使用者，或慢性基础疾病如糖尿病和尘肺等。

2. 临床症状：明确症状的发展过程对结核病诊断有参考意义。

3. 体征：病变范围较小时，可无任何体征。渗出性病变范围较大或干酪样坏死时，可出现肺实变体征，如语颤增强、叩诊浊音、闻及支气管呼吸音和啰音。当有较大范围纤维条索病变时，气管向患侧移位，患侧胸廓塌陷、叩诊浊音、呼吸音减弱，可闻及啰音。结核性胸膜炎时有胸腔积液体征。气管支气管结核可有局限性干啰音，严重者可出现三凹征。

4. 辅助检查：

（1）胸部放射学检查：其是诊断肺结核的常规首选方法。病变多位于上叶尖后段、下叶背段和后基底段，病灶呈多态性。CT 检查能对病变细微特征进行评价，易发现隐匿的胸部和气管、支气管内病变。常用于对肺结核的诊断以及其他胸部疾病的鉴别诊断。

（2）结核菌素试验：是判断是否存在结核菌感染的主要检测方法。皮内注射 5IU 结核菌纯蛋白衍生物。48～72 小时后观察皮肤硬结直径大小，一般以≥5 mm 作为阳性判断标准，≥15 mm 或局部水疱为强阳性。

（3）病原学检查：直接涂片抗酸杆菌镜检是简单、快速和较可靠的方法，但欠敏感，至少检测两次。没有病原学检查条件的基层医院，或抗酸染色阴性仍怀疑肺结核者，建议转至上级医院或结核病定点医院。

（4）胸腔积液检查：存在胸腔积液者可行胸腔穿刺术抽取胸腔积液进行胸腔积液常规、生化、结核菌等相关检查。结核性胸膜炎的胸腔积液为渗出液，单核细胞为主，胸腔积液腺苷脱氨酶（ADA）常明显升高，通常≥40 U/L。

【备孕指导】

妊娠合并肺结核是指在妊娠期间罹患肺结核或肺结核未痊愈的情况下妊娠。有研究显示 73% 的妊娠期结核病是在诊断出结核病后怀孕，而不是在怀孕期间诊断出结核病。孕妇妊娠期间，激素分泌增多，肺部毛细血管通透性增强，肺部充血，有利于结核分枝杆菌生长繁殖。孕妇合并肺结核时，易出现结核中毒症状，肺结核常见症状有咳嗽、乏力、盗汗、低热等，与早孕反应如乏力、食欲缺乏等不易区分；而在妊娠中晚期，患者出现咳嗽、低热、胸痛等，又会与妊娠合并肺炎相混淆。当孕妇合并肺结核时，随着病程进展，会加大胎儿缺氧、营养不良、畸形等风险，因此妊娠合并肺结核的早期诊断和治疗至关重要。

【孕期关注重点】

世界卫生组织建议妊娠合并肺结核的治疗应与非孕期相同，治疗原则仍是"早期、规律、全程、适量、联合"，对药物敏感的结核病孕妇，一共 6 个月疗程，分为强化期和巩固期 2 个阶段。

强化期：每天服用异烟肼（INH）、利福平（RIF）、乙胺丁醇（EMB）和吡嗪酰胺（PZA），持续 2 个月；巩固期：每天服用 INH、RIF 和 EMB，持续 4 个月（2HREZ/4HRE），这些一线药物在怀孕期间的安全性已得到证实。该方案可以治愈 90% 的妊娠合并肺结核，药物依从性良好，并可改善产妇和围生期结局。异烟肼具有神经毒性，所有服用异烟肼的妊娠期妇女，建议补充维生素 B_6。利福平在妊娠晚期可能诱发新生儿出血病，因此在新生儿出生时应使用维生素 K 作预防。乙胺丁醇不良反应小，未发现致畸性。吡嗪酰胺对胎儿的影响尚不清楚；如果不使用吡嗪酰胺，治疗时间将延长到9个月。

妊娠期肺结核病最好由产科、感染科、呼吸科、保健科、新生儿科、结核病专科等多学科小组一起参与制定治疗和管理方案，以达到治愈而不复发、尽量减少并发症、防止传染给新生儿、避免产生耐药性、确保最佳妊娠结局的目的。

参考文献

［1］肺结核诊断 WS 288—2017［J］．中国感染控制杂志，2018，07：642－652.

［2］Orazulike NC，Alegbeleye JO，Obiorah CC，et al. A 3-year retrospective review of mortality in women of reproductive age in a tertiary health facility in Port Harcourt，Nigeria［J］．Int J Womens Health，2017，9：769－775.

［3］WHO consolidated guidelines on tuberculosis：Module 2：screening-systematic screening for tuberculosis disease［Internet］ ［J］．Geneva：World Health Organization，2021，PMID：33822560.

［4］Lao TT. Drug-induced liver injury in pregnancy［J］．Best Pract Res Clin Obstet Gynaecol，2020，68：32－43.

［5］Hui SYA，Lao TT. Tuberculosis in pregnancy［J］．Best Pract Res Clin Obstet Gynaecol，2022，85（Pt A）：34－44.

［6］Mirzayev F，Viney K，Linh NN，et al. World Health Organization recommendations on the treatment of drug-resistant tuberculosis，2020 update［J］．Eur Respir J，2021，57（6）：2003300.

第二章　心血管系统疾病

第一节　高血压

高血压是一种以动脉压升高为特征，可伴有心脏、脑、肾脏及血管等器官功能性或器质性改变的全身性疾病，分为原发性高血压和继发性高血压。高血压患者妊娠后易发生重度子痫（前期）及多脏器损害，威胁母婴安全。因此，孕前筛查高血压患者，孕期加强监测及干预，对改善母儿预后有重要意义。

【临床表现】

高血压一般无特异性临床表现，偶尔身体检查时发现血压增高，或在精神紧张、情绪激动或劳累后感头晕、头痛、眼花、耳鸣、失眠、乏力、注意力不集中等症状，持续血压过高会引起中风、心脏病、血管瘤、肾衰竭等。

【诊断要点】

高血压的诊断标准为未服用降压药物，安静状态下非同日 3 次测量血压收缩压≥140 mmHg 和（或）舒张压≥90 mmHg。测量时可取坐位或卧位，采取坐位测量时身体放松，双脚着地，两腿不能交叉，测量手臂的位置与心脏水平保持一致，血压测量前被测者应至少休息 5 分钟，测量过程保持安静，选择大小适中的袖口。临床上一些患者可表现为白大衣高血压，此时可通过 24 小时动态血压或家庭血压监测明确诊断。

【备孕指导】

高血压患者妊娠前需要做好评估，包括血压水平、靶器官损害、正在应用的降压药物与疗效、是否存在继发性高血压，并了解高血压家族史、体重变化、血糖情况、烟酒嗜好、运动情况等。嘱患者主动改变不良生活方式（应戒烟戒酒、低盐饮食、减少咖啡因摄入），以期达到优化的备孕条件。

妊娠前评估项目包括体重指数、血尿常规、24 小时尿蛋白/肌酐比值、肝肾功能、血糖、血脂、血电解质、心室结构与功能（心电图或超声心动图）、眼底检查等。初次评估的尿蛋白情况，有助于在孕中、孕晚期对慢性高血压合并子痫前期进行鉴别诊断。接受降压治疗者，应避免使用血管紧张素转化酶抑制剂和血管紧张素受体拮抗剂。对于血压控制不良和（或）在 30 岁之前即确诊为高血压者，应充分评估继发性高血压的潜在风险，必要时由心内科、肾病科和内分泌科共同排查继发性高血压。

对于有高血压病史且已经应用降压药治疗的备孕期女性，应停用妊娠期禁忌的降压药至少 6 个月，其间替换为妊娠期相对安全的降压药，待血压<140/90 mm Hg（1 mmHg＝0.133 kPa）时可考虑妊娠；高血压 2 级及以上（血压≥160/100 mmHg）和伴有靶器官损害及继发性因素的备孕期女性建议就诊于高血压科接受规范治疗，并在 3~6 个月后再次接受妊娠前评估。

目前国内外公认的相对安全的口服降压药包括 α/β 肾上腺素受体阻滞剂（如拉贝洛尔）、钙离子通道阻滞剂（CCB，如硝苯地平）、中枢神经抑制剂（如甲基多巴）以及直接血管扩张剂（如肼屈嗪），但需在相关医生指导下服用；推荐静脉使用的药物包括拉贝洛尔和酚妥拉明，可在紧急降压时使用。

拉贝洛尔在妊娠期高血压疾病中应用广泛，在我国妊娠高血压用药中处于一线地位，可用于备孕期及妊娠期的各个阶段，但由于其潜在的支气管收缩作用以及对心脏的负性作用，被禁用于哮喘患者以及失代偿性心力衰竭、心脏传导阻滞和心动过缓的备孕期女性。硝苯地平为二氢吡啶类 CCB，包括片剂和缓释剂型（国内主要为片剂），硝苯地平缓释片可用于备孕期及妊娠期间的各个阶段，而硝苯地平片只推荐用于紧急降压（不可舌下含服），在心动过速时应避免使用。甲基多巴在各国指南中均被推荐为妊娠期高血压疾病的一线治疗药物，甲基多巴虽能通过胎盘，但目前已有研究显示孕妇服用后并未对胎儿造成危害。但甲基多巴经常引起嗜睡，可导致产后抑郁等不良反应，因此在国内临床应用较少。目前指南不推荐使用阿替洛尔，因既往有研究发现妊娠前服用阿替洛尔会导致胎儿宫内生长受限，增加新生儿低出生体重的风险。高血压患者在备孕期及妊娠期间的各阶段均禁用血管紧张素转换酶抑制剂（ACEI）／血管紧张素 II 受体拮抗剂（ARB）类药物。

【孕期关注重点】

孕期监护的目标是全面评估母儿风险及是否能继续妊娠，孕期维持母体血压正常，预防子痫前期及其他并发症（HELLP 综合征、肾功能不全及肺水肿等）的发生，降低母儿围生期发病率和死亡率，改善妊娠结局。

加强孕期宣教，对于妊娠合并高血压患者，孕期按高危妊娠进行管理。需要向高血压患者充分告知其妊娠风险及不良妊娠结局可能，并使其意识到孕期监护的重要性。正常血压孕妇的监测包括定期诊室血压监测和家庭血压监测。

定期诊室血压监测与常规产前检查时血压测量相结合，妊娠 6~8 周详细了解并记录基线血压；妊娠 28 周前，每 4 周测量血压；妊娠 28~36 周，每 2 周测量血压；妊娠 36 周及以后，每周测量血压。嘱孕妇平时在家每天监测血压，每周监测体重，保持情绪平稳，避免精神紧张，注意营养均衡及体重管理，并注意尿量及全身水肿情况。孕期可继续规律口服降压药。

定期门诊检查，产检过程中需进行子痫前期风险评估，子痫前期高危因素包括子痫前期病史、孕前糖尿病、子痫前期家族史、青少年怀孕（10~19 岁）、系统性红斑狼疮、慢性高血压、辅助生殖技术（供卵、供精）、多胞胎、肥胖（孕前 BMI≥30 kg/m²）、抗磷脂综合征、初产妇、孕前肾脏疾病、母体先天性心脏缺陷、母体焦虑或抑郁、怀孕间隔超过 10 年、妊娠滋养细胞疾病、胎儿染色体非整倍体/单倍体。阿司匹林可降低子痫前期的发病率，对存在子痫前期高危风险的孕妇应尽早（妊娠 16 周前）使用小剂量阿司匹林（50~150 mg/d），直至分娩前，并加强妊娠期体重管理和血压监测。对于钙摄入低人群（<600 mg/d）孕中期开始给予钙剂 1.5~2.0 g/d 以预防子痫前期。孕期定期监测并评估孕妇其他脏器受累情况，定期超声复查胎儿生长发育情况，及时发现胎儿有无生长受限。

建议当慢性高血压患者妊娠期的诊室血压>140/90 mmHg 应启动降压治疗，降压目标值为诊室血压不低于 110~130/80~85 mmHg。

慢性高血压孕妇在血压控制良好，未合并母体和胎儿并发症的情况下，建议孕 37 周后终止妊娠。慢性高血压并发子痫前期出现无法控制的严重高血压、子痫、肺水肿、弥散性血管内凝血（DIC）、肾功能不全、胎盘早剥和胎儿宫内窘迫，无论胎龄大小，均应在母体状况稳定后立即终止妊娠。

参考文献

[1] Wang Z，Chen Z，Zhang L，et al . Status of hypertension in China：results from the China hypertension survey，2012 — 2015 ［J］. Circulation，2018，137（22）：2344 -2356.

[2] Abalos E，Cuesta C，Grosso AL，et al. Global and regional estimates of preeclampsia and eclampsia：a systematic review ［J］. Eur J Obstet Gynecol Reprod Biol，2013，170（1）：1 - 7.

［3］ACOG Practice Bulletin No. 203：Chronic hypertension in pregnancy ［J］. Obstet Gynecol，2019，133（1）：26-50.

［4］杨孜，张为远. 妊娠期高血压疾病诊治指南（2020）［J］. 中华妇产科杂志，2020，35（4）：227-238.

［5］中华医学会妇产科学分会妊娠期高血压疾病学组. 妊娠期血压管理中国专家共识（2021）［J］. 中华妇产科杂志，2021，11：737-745.

［6］Rolnik DL，Wright D，Poon LC，et al. Aspirin versus placebo in pregnancies at high risk for preterm preeclampsia ［J］. N Engl J Med，2017，377（7）：613-622.

［7］田梅香，张正义. 备孕期高血压的规范管理 ［J］. 中国全科医学，2023，26（18）：2190-2194.

第二节　心脏病

妊娠合并心脏病的发病率为 0.5%～3.0%，是孕产妇死亡的前 3 位死因之一。妊娠合并心脏病包括孕前已有心脏病史及妊娠后新发生的心脏病。随着社会经济和医疗保健事业的发展，越来越多的心脏病患者得以存活至育龄期，而这些育龄期的心脏病患者，由于妊娠期生理改变，心脏负荷加重，分娩期负荷最重，严重时可导致死亡。因此，在临床工作中，妊娠合并心脏病围生期的评估管理十分重要。

【临床表现】

妊娠合并心脏病的患者，部分无明显症状，部分可出现心悸、气促、乏力、胸闷、心动过速、踝部水肿，严重呼吸困难、活动后晕厥、咯血、夜间因呼吸困难需坐位、活动后胸痛等。如有第四心音（S4）、发绀、舒张期杂音、持续性心律失常、粗糙响亮的收缩期杂音，则提示器质性心脏病。

【诊断要点】

可通过病史、症状、体征和辅助检查来诊断心脏病，心脏病分为结构异常性心脏病和功能异常性心脏病。

（一）结构异常性心脏病

其包括先天性心脏病、瓣膜性心脏病、心肌病、心包病和心脏肿瘤等。

1. 先天性心脏病　指出生时即存在心脏和大血管结构异常的心脏病，包括无分流型（主动脉或肺动脉口狭窄、马方综合征、埃布斯坦综合征等）、左向右分流型（房间隔缺损、室间隔缺损、动脉导管未闭等）和右向左分流型（法洛四联症、艾森曼格综合征等）。轻者无任何症状，重者有低氧或者心功能下降导致的母儿临床表现，结合心电图和超声心动图可诊断。复杂性或诊断困难的病例可借助特殊途径的检查如超声心动图、影像学检查，甚至心导管。

2. 瓣膜性心脏病　各种原因导致的心脏瓣膜形态异常和功能障碍统称为瓣膜性心脏病，包括二尖瓣、三尖瓣、主动脉瓣和肺动脉瓣病变，累及多个瓣膜者称为联合瓣膜病。最常见的原因是风湿性心脏病，部分患者是先天性瓣膜异常。依据病史、成年或妊娠后有心功能下降、检查中发现心音改变和功能障碍等表现，以及超声心动图示瓣膜形态异常进行诊断。

3. 心肌病　由心室的结构改变和整个心肌壁功能受损所导致的心脏功能进行性障碍的一组病变，包括各种原因导致的心肌病，依据病变的主要特征分为扩张型心肌病和肥厚型心肌病。以心脏扩大、心肌壁增厚、心功能下降和常伴发心律失常为特点，结合病史、临床表现、心肌酶检查、心电图和心脏超声心动图等进行诊断。

（二）功能异常性心脏病

具体内容见本章第三节相关内容。

【备孕指导】

孕前评估心脏病的危险程度与心功能状况有关，依据患者对一般体力活动的耐受程度，采用纽约心脏病协会（NYHA）心功能Ⅰ～Ⅳ的分级方法进行评估。

Ⅰ级：进行一般体力活动不受限制。

Ⅱ级：进行一般体力活动稍受限制，休息时无不适，活动后感乏力、心悸、轻度气短或心绞痛。

Ⅲ级：一般体力活动显著受限制，休息时无不适，轻微日常活动即感乏力、心悸、呼吸困难或心绞痛。

Ⅳ级：不能进行任何体力活动，甚至在休息时仍可发生心功能不全或心绞痛症状。

一般认为心脏病变较轻、心功能Ⅰ～Ⅱ级、既往无心力衰竭史，无其他并发症者，多能耐受妊娠与分娩。

不宜妊娠的情况：严重的心脏病，包括左心室射血分数低于30%、心功能Ⅲ～Ⅳ级、既往有心力衰竭史、严重的瓣膜狭窄、主动脉直径超过

45 mm 的马方综合征、主动脉直径超过 50 mm 的二叶式主动脉瓣或肺动脉高压，有肺动脉高压、风湿活动、感染性心内膜炎及急性冠脉综合征等并发症者，应进一步咨询相关专家，并应避免妊娠；如已经妊娠，应考虑终止妊娠。

不宜妊娠的心脏病孕妇，最好实施麻醉镇痛，妊娠中期建议行治疗性人工流产。对于妊娠中期就诊者，终止妊娠的时机和方法应根据医疗条件、疾病严重程度、疾病种类及心脏并发症等因素综合考虑。

行矫正手术者的妊娠风险评估，建议在孕前进行心脏手术治疗，术后再由心脏科、产科医生共同行妊娠风险评估，让患者在充分了解病情及妊娠风险的情况下再妊娠。

《2018 年欧洲心脏病学会妊娠期心血管疾病管理指南》建议对所有育龄期、有心脏疾病的女性进行风险评估，并且在怀孕前，采用 mWHO 分级对母体进行风险评估（表 3-3）。

【孕期关注重点】

1. 妊娠风险评估

告知妊娠风险和可能会发生的严重并发症，进行妊娠风险评估：妊娠风险低者，产前检查频率同正常妊娠；产检次数随风险级别增高而增加。妊娠 32 周后发生心力衰竭的概率增加，产前检查应每周 1 次。发现早期心力衰竭征象，应立即住院。孕期经过顺利者，亦应在 36~38 周提前住院待产。

2. 心功能评估

询问患者的自觉症状，加强心率（律）和心肺听诊；定期进行超声心动图检查，测定室壁运动状态、心脏排血指数、每分心排出量、心室射血分数，判断心功能变化。产科医生和心脏专科医生共同评估心脏病的严重程度及心功能情况，及时发现疾病变化。

3. 胎儿监测

我国新生儿患有先天性心脏病发病率为 6‰~8‰，是胎儿时期比较常见又严重的先天缺陷。妊娠 28 周后进行胎儿脐血流、羊水量、无应激试验（NST）等监测，妊娠期进行胎儿心脏病的筛查，发现胎儿严重复杂心脏畸形应尽早终止妊娠。母体缺氧的严重程度大、心功能状况差、患心脏病的种类、妊娠期抗凝治疗、出现严重心脏并发症等，均可引起胎儿生长受限、低出生体重、胎儿颅内出血、新生儿窒息、新生儿死亡、流产早产等胎儿并发症。

4. 多学科合作抢救

心脏病患者出现急性左心衰的处理与未妊娠者基本相同。需多学科如产科、心内科、重症监护室（ICU）、麻醉等多学科共同参与救治。遇严重心力衰竭经各种治疗措施均未能奏效，母儿死亡风险高，也可控制心力衰竭同时紧急剖取胎儿，减轻心脏负担，挽救孕妇生命。

5. 终止妊娠的时机　根据孕周、疾病的严重程度及母儿情况综合考虑。

（1）心脏病妊娠风险低，心功能Ⅰ级者　不伴有肺动脉高压的房间隔缺损、室间隔缺损、动脉导管未闭；不伴有心脏结构异常的单源、偶发的室上性或室性期前收缩等，可以妊娠至足月。若出现严重心脏并发症或心功能下降，则提前终止妊娠。

（2）妊娠风险较高，心功能Ⅰ级的心脏病患者须严密监护，可以妊娠至32～36周终止，必要时可提前终止。

（3）妊娠禁忌的严重心脏病患者，一旦确诊，需尽快终止妊娠。

表 3－3　mWHO 心血管疾病女性妊娠风险分级（2018 欧洲版指南）

	mWHO Ⅰ级	mWHO Ⅱ级	mWHO Ⅱ～Ⅲ级	mWHOⅢ级	mWHOⅣ级
诊断（除此以外，患者一般情况佳且无其他并发症）	1. 微小或轻度的肺动脉瓣狭窄、动脉导管未闭、二尖瓣脱垂 2. 已成功进行手术治疗的简单病变（房间隔缺损、室间隔缺损、动脉导管未闭、脑静脉畸形引流）	1. 未行手术治疗的房间隔缺损或室间隔缺损 2. 法洛四联症修补术后 3. 大部分心律失常（室上性心律失常） 4. 无主动脉扩张的特纳综合征	1. 轻度左心功能不全（射血分数＞45%） 2. 肥厚型心肌病 3. 不能归属为mWHOⅠ～Ⅴ级的瓣膜病（轻度二尖瓣狭窄，中度主动脉瓣狭窄） 4. 无主动脉扩张的马方综合征或其他胸主动脉疾病（HTAD）	1. 中度左心功能不全（射血分数30%～45%） 2. 既往有围生期心肌病史，且未遗留左心功能受损 3. 机械膜置换术后 4. 右心室体循环，心室功能良好或轻度下降 5. Fontan 循环（除此以外，患者一般状态佳，且心功能良好） 6. 未行手术治疗的发绀型心脏病	1. 肺动脉高压 2. 严重的心功能不全［射血分数＜30%或者纽约心脏病协会（NYHA）心功能分级Ⅲ～Ⅳ级］ 3. 既往围生期心肌病史，左心功能受损 4. 严重的二尖瓣狭窄 5. 严重的、有症状的主动脉瓣狭窄 6. 右心室功能中、重度受损 7. 严重的主动脉扩张［马方综合征或HTAD主动脉直径＞45 mm，二叶式主动脉瓣主动脉直径＞50 mm，特纳综合征主动脉大小指数（ASI）＞25 mm/m²，法洛四联症主动脉直径＞50 mm］

	mWHO Ⅰ级	mWHO Ⅱ级	mWHO Ⅱ～Ⅲ级	mWHO Ⅲ级	mWHO Ⅳ级
	3. 房性或室性期前收缩		5. 主动脉直径＜45 mm 的二叶式主动脉瓣膜疾病 6. 主动脉缩窄矫正术后 7. 房室间隔缺损	7. 复杂型心脏病 8. 中度二尖瓣狭窄 9. 严重的无症状主动脉狭窄 10. 中度主动脉扩张：马方综合征或其他 HTAD 主动脉直径达 40～45 mm；二叶式主动脉瓣主动脉直径 45～50 mm；特纳综合征主动脉大小指数（ASI）20～25 mm/m²；法洛四联症主动脉直径达＜50 mm 11. 室性心动过速	8. 血管型埃勒斯-当洛综合征 9. 严重的主动脉狭窄矫正术后 10. 有并发症的 Fontan 循环
妊娠风险	孕产妇病死率未上升；母儿并发症无或轻度上升	孕产妇病死率轻度上升；母儿并发症中度上升	孕产妇病死率中度上升；母儿并发症中度上升	孕产妇病死率和严重并发症发生风险显著上升	孕产妇病死率和严重并发症发生风险极高
母亲心血管事件发生概率	2.5％～5.0％	5.7％～10.5％	10.0％～19.0％	19.0％～27.0％	40.0％～100.0％
产前咨询	需要	需要	需要	必须接受多学科团队产前咨询	妊娠禁忌证，一旦妊娠应讨论终止妊娠

	mWHO Ⅰ级	mWHO Ⅱ级	mWHO Ⅱ~Ⅲ级	mWHOⅢ级	mWHOⅣ级
妊娠期管理	低危患者,可以	中危患者,可根据具体情况考虑妊娠	高危患者,需多学科团队(如产科、心脏科)诊治和高危妊娠管理(包括妊娠期、分娩期、产褥期)	高危患者,需多学科团队如产科、心脏科诊治和高危妊娠管理(包括妊娠期、分娩期、产褥期)	如继续妊娠,按mWHOⅢ级管理
妊娠期随访次数(至少)	1~2次	妊娠早、中、晚期各1次	每2个月1次	每个月1次至每2个月1次	每个月1次
分娩医院	当地医院	当地医院	转诊医院(地区中心医院)	同时拥有产科和心脏科的医疗中心	同时拥有产科和心脏科的医疗中心

参考文献

[1] 熊庆,梁娟. 孕产妇死亡率及死亡构成的趋势 [J]. 实用妇产科杂志,2010,26 (1):
    1-2.

[2] 泮思林. 我国胎儿先天性心脏病介入治疗的探索和展望 [J]. 介入放射学杂志,
    2019,28 (10):917-922.

[3] 谢幸,孔北华,段涛. 妇产科学:9版 [M]. 北京:人民卫生出版社,2018.

[4] 中华医学会妇产科学分会产科学组. 妊娠合并心脏病的诊治专家共识(2016) [J].
    中华妇产科杂志,2016,06:401-409.

[5] Regitz-Zagrosek v,Roos-Hesselink J W,Bauersachs J,et al. 2018 ESC guidelines for
    the management of cardiovascular diseases during pregnancy [J]. Eur Heart J,2018,
    39 (34):3165-3241.

[6] 苏晞,鄢华. 2018 年欧洲心脏病学会妊娠期心血管疾病管理指南解读 [J]. 中国介入

第三节　心律失常

心律失常是指心脏冲动的频率、节律、起源部位、传导速度与激动次序的异常。妊娠合并心律失常包括既往有心律失常病史合并妊娠或妊娠后出现各种心律失常。

【临床表现】

心律失常的症状轻重不一，取决于发病的类型、持续的时间以及原发病的严重程度。很多患者早期常无任何症状或症状较轻。随着疾病的发生发展，患者可有心悸、出汗、乏力、憋气等症状。若进一步发展，可导致头晕、黑矇、晕厥，甚至猝死等。心律失常伴有明显的外周血流动力学障碍时，会出现相应器官受损的症状：腹胀、腹痛、腹泻，尿频、尿急、多尿，胸闷、气促、呼吸困难，头晕、视物模糊、黑矇、晕厥等。

【诊断要点】

妊娠合并心律失常的诊断需要结合患者病史、症状和体征、心电图/动态心电图、心肌酶学及心脏影像学等综合分析。

根据心律失常的快慢可分为快速型和缓慢型心律失常。快速型心律失常是临床上常见的心脏病，包括室上性心律失常（如房性期前收缩、室上性心动过速、房扑和房颤）和室性心律失常（如室性期前收缩、阵发性室性心动过速）。缓慢型心律失常包括窦性缓慢型心律失常、房室交界性心率、心室自主心律、传导阻滞等以心率减慢为特征的疾病。合并有心脏结构异常的心律失常较为严重和复杂。

心律失常按病因可分为遗传性和后天获得性心律失常。目前已明确的遗传性心律失常包括长 QT 综合征、短 QT 综合征、Brugada 综合征等。后天获得性心律失常包括心脏本身疾病、全身因素和其他器官障碍的因素。妊娠期激素水平和血流动力学改变，易诱发心律失常或原有心律失常者复发或加重。

【备孕指导】

存在器质性心脏病患者，妊娠后可出现严重心律失常，如不及时治疗，可能诱发或加重心力衰竭或导致猝死，故备孕前必须评估患者心律失常类型及心功能分级情况。

既往有器质性心脏病或有心脏性猝死家族史等高危因素的患者，近期出现心悸、晕厥等症状或已经明确诊断室性心律失常的患者，备孕前应行静息心电图、动态心电图、超声心动图或心脏磁共振等检查，进行心功能分级，评估身体状态是否能耐受妊娠，尽量在孕前进行药物或心脏手术治疗原发病。

对严重室性心律失常（如恶性室性期前收缩、频发阵发性室性心动过速）或难治性室性心律失常的患者应充分告知妊娠风险，不宜妊娠者建议避孕。有心脏性猝死高危因素的妇女，孕前可植入心律转复除颤器（ICD）。原发病进行干预后，再经医生重新评估决定是否可以妊娠。对于干预后可以妊娠的患者，也应使其充分知晓妊娠风险，妊娠后动态进行妊娠风险评估，妊娠期、分娩期以及产后均有出现心脏严重并发症的可能，应加强监测管理，避免不良妊娠结局。

【孕期关注重点】

妊娠合并心律失常患者大多能维持到足月，足月分娩率达 89.67%。

孕早期应评估妊娠风险，告知可能发生的各种并发症。对严重室性心律失常或难治性室性心律失常的孕妇，应行人工流产终止妊娠。孕中晚期的大部分室性心律失常心功能正常的孕妇产检次数同正常妊娠者，若妊娠风险经再评估后上升，应增加检查次数，缩短产检间隔时间。

妊娠期药物治疗，对症状轻、无结构性心脏病者可不用药物治疗，仅对有严重血流动力学改变或致命性心律失常患者给予抗心律失常药物治疗、电复律，或急诊剖宫产等非药物治疗。

妊娠期心律失常的药物治疗需考虑药物是否具有致畸作用，在妊娠前 3 个月应尽可能避免给药；还要考虑药物对胎儿生长发育是否有影响，在妊娠后 3 个月，抑制胎儿生长发育是药物治疗的主要潜在危险。若确需用药，必须注意其安全性，仔细评价风险/效益比，并给予快速起效的最低剂量。建议心内科专科就诊，或多学科会诊选择药物治疗与监测。

孕中期行胎儿心脏超声筛查胎儿心脏病，如有先天性心脏病，应排除胎儿染色体异常。妊娠合并心律失常患者常见的胎儿并发症有胎儿缺血缺氧、早产及低出生体重等。应用抗心律失常药物者应加强胎儿心率和心律监测。

终止妊娠时机的选择需评估心律失常类型、心功能分级及是否有基础心脏疾病，不伴有器质性心脏病的多数心律失常孕妇可以妊娠至足月；严重室性心律失常如恶性室性期前收缩、频发阵发性室性心动过速者，若选择继续妊娠，即使心功能I级，也建议在妊娠 32～34 周终止妊娠；但当孕妇有严重心脏并发症或心功能下降时需立刻终止妊娠。心律失常孕妇分娩风险见表3-4。

表 3-4　2018 年欧洲心脏病学会《妊娠期心血管疾病管理指南》
妊娠合并心律失常的孕妇分娩风险

风险	疾病
低风险	阵发性室上性心动过速，低风险长 QT 综合征，预激综合征，心房颤动，特发性室性心动过速
中风险	不稳定性室性心动过速，室性心动过速，心脏复律除颤器（ICD）置入术后，中风险长 QT 综合征，Brugada 综合征，儿茶酚胺敏感性多形性室性心动过速
高风险	高风险儿茶酚胺敏感性多形性室性心动过速，高风险长 QT 综合征，短 QT 综合征，伴有不稳定性心动过速的结构性心脏病

参考文献

[1] 赵伟秀，林建华. 妊娠合并心律失常 236 例临床分析 [J]. 上海第二医科大学学报，2004，24 (12)：1045-1046.

[2] Regitz-zagrosek V, Roos-hesselink J W, Bauersachs J, et al. 2018 ESC guidelines for the management of cardiovascular diseases during pregnancy [J]. Eur Heart J, 2018, 39 (34)：3165-3241.

[3] 马玉燕，卢瑞慧. 妊娠合并室性心律失常的管理 [J]. 中国实用妇科与产科杂志，2019，11：1196-1200.

[4] 张豪锋，张军.《2018ESC 妊娠期心血管疾病管理指南》解读 [J]. 中国全科医学，2018，36：4415-4423.

第三章　血液系统疾病

第一节　贫血

贫血是妊娠妇女最常见的血液并发症，贫血性疾病主要包括缺铁性贫血、巨幼细胞贫血、溶血性贫血以及再生障碍性贫血等。其中以缺铁性贫血最常见。我国血液病学家认为在我国海平面地区，成年女性（非妊娠）Hb<110 g/L，孕妇 Hb<100 g/L 即为贫血。

【临床表现】

轻者无明显症状，或只有皮肤、口唇黏膜和睑结膜稍苍白；重者可有乏力、头晕、心悸、气短、食欲缺乏、腹胀、腹泻、皮肤黏膜苍白。

缺铁性贫血可见皮肤毛发干燥、指甲脆薄以及口腔炎、舌炎等。

巨幼细胞贫血可见舌炎、舌乳头萎缩，周围神经症状如手足麻木、针刺、冰冷等感觉异常以及行走困难等；低热、水肿、脾大、表情淡漠者也较常见。

再生障碍性贫血主要表现为进行性贫血、皮肤及内脏出血及反复感染。

【诊断要点】

一、缺铁性贫血

1. 病史　既往有月经过多等慢性失血性疾病史；有长期偏食、胃肠功能紊乱导致的营养不良病史等。

2. 实验室检查：

（1）外周血常规　外周血涂片为小细胞低血红蛋白性贫血。血红蛋白（Hb）<110 g/L，血细胞比容<0.3，红细胞平均体积（MCV）<80 fL，红细胞平均血红蛋白浓度（MCHC）<32%，而白细胞计数及血小板计数均在正常范围。

（2）血清铁<8.95 μmol/L，总铁结合力升高>64.44 μmol/L；运铁蛋白饱和度降低<15%，可溶性运铁蛋白受体（sTfR）浓度>8 mg/L；血清铁蛋白<12 μg/L。

（3）骨髓象　红系造血呈轻度或中度增生活跃，以中、晚幼红细胞增生为主，骨髓铁染色可见细胞内外铁均减少，尤以细胞外铁减少明显。

二、巨幼细胞贫血

1. 有叶酸、维生素 B_{12} 缺乏的病因及临床表现。

2. 实验室检查

（1）外周血常规　为大细胞性贫血，血细胞比容降低，MCV＞100 fL，红细胞平均血红蛋白含量（MCH）＞32 pg，大卵圆形红细胞增多，中性粒细胞分叶过多，粒细胞体积增大，核肿胀，网织红细胞减少，血小板通常减少。

（2）骨髓象　红细胞系统呈巨幼细胞增生，不同成熟期的巨幼细胞系列占骨髓细胞总数的 $30\%\sim50\%$，核染色质疏松，可见核分裂象。

（3）叶酸及维生素 B_{12} 值　血清叶酸＜6.8 nmol/L，红细胞叶酸＜227 nmol/L提示叶酸缺乏。血清维生素 B_{12}＜90 pmol/L，提示维生素 B_{12} 缺乏。

三、再生障碍性贫血

实验室检查内容如下。

（1）外周血常规：贫血呈正细胞型、全血细胞减少。

（2）骨髓象见多部位增生减低或严重减低，有核细胞甚少，幼粒细胞、幼红细胞、巨核细胞均减少，淋巴细胞相对增多。

【备孕指导】

轻度贫血对妊娠影响不大，但重度贫血则可能引起胎儿生长受限、胎儿窘迫、早产或死胎，亦导致妊娠高血压综合征的发生，产后感染机会也增加。孕妇可发生心肌损害，甚至患贫血性心脏病而危及生命。巨幼细胞贫血、叶酸缺乏可致胎儿发生神经管缺陷等多种畸形。

孕前应尽可能通过相关检查明确病因，如缺铁性贫血妊娠前积极去除导致缺铁性贫血的原因，治疗失血性疾病如月经过多等，以增加铁的储备。铁剂治疗应在血红蛋白恢复正常后持续 $4\sim6$ 个月，待铁蛋白正常后停药。

治疗后维持血红蛋白（Hb）至少 80 g/L 再妊娠。需要注意的是，部分贫血性疾病可表现为外周血两系或三系细胞减少，如巨幼细胞贫血、阵发性睡眠性血红尿蛋白（PNH）、再生障碍性贫血等，因此，妊娠前还应根据白细胞及血小板水平综合评估。目前认为孕前三系细胞水平至少应维持白细胞计数为 $2\times10^9\sim3\times10^9$/L，中性粒细胞绝对值＞$0.5\times10^9$/L；血红蛋白＞80 g/L；血小板计数为 $20\times10^9\sim30\times10^9$/L、无明显出血倾向。

再生障碍性贫血病情未缓解者应该严格避孕，不宜妊娠。

【孕期关注重点】

妊娠期对铁及叶酸需要量增加，多胎孕妇需要量更多，易造成妊娠期缺铁性贫血及巨幼细胞贫血发病或病情加重。积极治疗影响铁、叶酸、维生素B_{12}吸收的原发病。孕期加强营养指导，改变不良饮食习惯，多食新鲜蔬菜、水果、瓜豆类、肉类、动物肝及肾等食物。孕期可监测铁蛋白，血清铁蛋白$<30~\mu g/L$ 即提示铁耗尽的早期，需及时治疗。对有高危因素的孕妇，应从妊娠 3 个月开始，每日口服叶酸 $0.4\sim1mg$，连续服用 $8\sim12$ 周。当贫血明显时（Hb$<70~g/L$），孕妇除了苍白、乏力、心悸外，可有头痛、烦躁，易激动，易发生感染、出血，严重者导致贫血性心脏病。此时胎盘缺氧，可引起早产、胎死宫内。因此当 Hb$<70~g/L$ 时，建议输血，以减轻症状和保证胎儿生长发育。Hb 在 $70\sim100~g/L$ 时，根据患者手术与否、心脏功能等因素，决定是否需要输血。

妊娠可能使再生障碍性贫血患者原有病情加重。孕早期再生障碍性贫血严重者（贫血症状严重、发生贫血性心脏病，甚至心力衰竭，Hb 低于 $60~g/L$，血小板低于 $50\times10^9/L$ 或有出血倾向；妊娠前再生障碍性贫血病情严重，妊娠后病情继续恶化者）不宜继续妊娠。而中期引产和继续妊娠足月产的危险性无明显差异，故如果于孕中期 Hb$>60~g/L$，可继续妊娠。

参考文献

[1] Marsh JC，Ball SE，Cavenagh J，et al. Guidelines for the diagnosis and management of aplastic anaemia [J]. British journal of Haematology，2009，147（1）：43－70.

[2] 段涛，应豪，樊尚荣，等．妊娠期铁缺乏和缺铁性贫血诊治指南 [J]. 中华围产医学杂志，2014，17（7）：451－454.

[3] 陈灏珠．实用内科学 [M]. 14 版．北京：人民卫生出版社，2013：2518.

[4] 王振义．血栓与止血：基础理论与临床 [M]. 2 版．上海：上海科学技术出版社，1995：598－599.

[5] MC Carlough. ACOG Practice Bulletin No. 95　Anemia in Pregnancy：Correction [J]. Obstet Gynecol，2020，135（1）：222.

第二节　原发免疫性血小板减少症

原发免疫性血小板减少症（primary immune thrombocy topenia，ITP）是一种获得性自身免疫性出血性疾病，其主要特点是无明确诱因的孤立性外周血血小板（platelet，PLT）减少。

【临床表现】

ITP 的主要临床表现是皮肤黏膜出血和贫血。轻者仅有四肢及躯干皮肤的出血点、紫癜及瘀斑、鼻出血、牙龈出血，严重者可出现消化道、生殖道、视网膜及颅内出血。脾脏不大或轻度增大。

【诊断要点】

1. 实验室检查。

（1）外周血常规　血小板$<100\times10^9/L$。

（2）骨髓象　巨核细胞正常或增多，成熟型血小板减少。

（3）血小板抗体测定大部分为阳性。

2. 应排除引起血小板减少的其他疾病因素影响，如再生障碍性贫血、药物性血小板减少、妊娠合并 HELLP 综合征、遗传性血小板减少等。

【备孕指导】

ITP 对孕产妇的影响主要是产程中和产后出血，尤其是血小板$<50\times10^9/L$的孕妇，在分娩过程中，孕妇用力屏气可诱发颅内出血、产道裂伤出血及血肿形成。由于母体的血小板抗体可通过胎盘进入胎儿循环中，可引起胎儿血小板破坏，导致胎儿、新生儿血小板减少。

一般认为妊娠不会使 ITP 加重，但由于在孕晚期、产前、产后血小板水平均有逐渐下降的趋势，提示妊娠有加重 ITP 的可能。妊娠时 ITP 是否加重与治疗及时与否有关，如未得到及时治疗，可增大孕产妇死亡风险。

对于妊娠是否合并 ITP，关键在于孕前或孕早期诊断及是否得到及时治疗。维持和提升血小板计数是改善母儿结局的最重要措施。

对于 ITP 患者，妊娠前血小板计数$<（20\sim30）\times10^9/L$、有出血症状且控制困难、治疗无效者，不建议妊娠。对于血小板计数$<（20\sim30）\times10^9/L$，一线药物（糖皮质激素及丙种球蛋白）治疗有效患者，应充分告知妊娠期存在血小板进一步减少、需接受药物治疗以降低脏器出血的风险。利妥昔单抗与长时间 B 淋巴细胞减少症有关，新生儿需要推迟疫苗接种；使用利妥昔单抗的患者，6 个月内不建议妊娠。

既往认为$PLT<50\times10^9/L$的女性不宜妊娠，孕早期如及时发现，建议终止妊娠。临床可见部分血小板显著减少$（20\sim50）\times10^9/L$的女性在严密监护下可安全妊娠至足月分娩。目前建议采取个体化原则。对于 PLT 无进行性下降及出血表现的患者，在征得知情同意后严密监护下继续妊娠；对于 PLT 进行性下降或有出血表现或孕早期已采取皮质激素治疗的患者，暂不建议妊娠

或孕早期终止妊娠。

【孕期关注重点】

孕妇孕期需密切监测 PLT 变化情况，必要时给予糖皮质激素、丙种球蛋白和（或）输注 PLT 等治疗。分娩时应权衡利弊，选择合适的分娩方式，改善母儿预后，实现母儿最大获益。在严密的围生期保健及多学科的密切配合下，绝大多数 ITP 孕妇母婴结局良好。

参考文献

［1］陈灏珠. 实用内科学［M］. 13 版. 北京：人民卫生出版社，2009：2624.

［2］Provan D，Arnold DM，Bussel JB，et al. Updated international consensus report on the investigation and management of primary immune thrombocytopenia［J］. Blood Adv，2019：780 - 817.

［3］Douglas B，Cines，Lisa D. Levine Thrombocytopenia in pregnancy［J］. Blood，2007；130（21）：2271 - 2277.

［4］Loustau V，Debouverie O，Canoui-Poitrine F. Effect of pregnancy on the course of immune thrombocytopenia：a retrospective study of 118 pregnancies in 82 women［J］. Br J Haematol，2014，166（6）：929 - 935.

［5］张姝文，乔宠. 妊娠合并原发免疫性血小板减少症的管理［J］. 中国实用妇科与产科杂志，2022，12：1170 - 1173.

第三节　易栓症

易栓症不是单一的疾病，而是指由于抗凝蛋白、凝血因子、纤溶蛋白等的遗传性或获得性缺陷或存在获得性危险因素且容易发生血栓栓塞的疾病状态。我国常见的遗传性易栓症为抗凝血酶Ⅲ缺陷症、遗传性蛋白 C 缺陷症、遗传性蛋白 S 缺陷症。获得性易栓症可见于肝病、肾病综合征及抗磷脂抗体综合征、系统性红斑狼疮等。本节主要介绍遗传性易栓症。

【临床表现】

临床表现主要为静脉血栓形成，可发生于下肢深部静脉、髂静脉、股静脉、肾静脉、肠系膜静脉、肺血栓，少数发生脑梗死，蛋白 C 缺乏者中约 20% 的患者发生动脉血栓或心肌梗死。

【诊断要点】

遇到以下情况可考虑进行易栓症评估：①有静脉血栓栓塞史，有或没有复发的危险因素，且之前没有做过易栓症检测。②直系亲属（如父母或兄弟姐妹）存在高风险的遗传性易栓症。

有胎儿丢失史或不良妊娠结局的妇女包括胎盘早剥、子痫前期，或胎儿生长受限，不推荐遗传性易栓症的筛查，目前尚无足够的临床证据证明产前使用普通肝素或低分子量肝素可预防易栓症的复发。但在复发性流产或死胎的情况下需考虑检测抗凝脂综合征的获得性抗体。

推荐的遗传性易栓症筛查测试应该包括凝血因子 V Leiden（FVL）突变、凝血酶原 G20210A 突变、抗凝血酶减少、S 蛋白和 C 蛋白不足。易栓症筛查还包括检测有抗凝脂抗体的获得性易栓症。

实验室检查应在距血栓形成较长时间（至少 6 周）且患者没有妊娠也没有接受抗凝治疗或激素治疗时进行。

【备孕指导】

1. 遗传性易栓症对母胎的影响

遗传性易栓症会增加静脉血栓栓塞症（VTE）风险，危害孕产妇生命安全。可能导致低流速母体－胎盘交界处血栓形成，进而造成胎盘源性并发症，如自然流产、宫内死胎、宫内胎儿发育迟缓、重症子痫和胎盘剥离。

2. 遗传性易栓症孕前风险评估

遗传性易栓症的风险上升程度取决于易栓症的类型。大规模的预测显示，在无家族史的蛋白 C 缺乏的妇女中，与妊娠相关的静脉血栓的绝对风险为 0.7%；家系研究中，有蛋白 C 缺乏并且有症状的静脉血栓的绝对风险上升到 1.7%。

妊娠期的抗凝血酶减少，可能会加速遗传性抗凝血酶缺乏患者潜在血栓的形成。抗凝血酶缺乏越严重，患静脉血栓的风险越高。无静脉血栓病史且抗凝血酶中等缺乏（70%～80%）的妇女，妊娠期血栓的患病率为 0.2%～0.4%。与此相反，既有家族性易栓症又有血栓病史，并且抗凝血酶缺乏低于 60% 的孕妇，妊娠期血栓的患病率可能高于 40%。

蛋白 S 缺乏的妇女中，既往无静脉血栓病史，妊娠期发生 VTE 的风险为 0.3%～6.6%；有 VTE 病史的患者中，妊娠期发生 VTE 的风险上升至 0～22%。

所有遗传性易栓症的患者都应该接受个体风险评估，此评估结果可能会改变预防 VTE 的管理决策。风险评估算法用于评估怀孕或产后有遗传性易栓症的妇女是否可用抗凝剂预防静脉血栓栓塞症。

【孕期关注重点】

有遗传性易栓症的妇女是否使用抗凝剂取决于个体的静脉血栓栓塞史，易栓症的严重程度（表 3-5），家族静脉血栓栓塞史以及其他风险因素，如剖宫产、肥胖、长时间坐着不动。

表 3-5　妊娠合并遗传性易栓症推荐的血栓预防[①]

临床方案	产前管理	产后管理
低风险易栓症[③]，先前没有 VTE	监测，不抗凝治疗	无抗凝治疗的监测或当患者有其他风险因素，产后采用预防性抗凝治疗[3)]
低风险易栓症[②]，有 VTE 家族史（直系亲属）	监测，不抗凝治疗或预防性 LMWH/UFH	产后预防性抗凝治疗或中等剂量 LMWH/UFH
低风险易栓症[②]，有过 1 次血栓前状态，并且没有经过长时间抗凝治疗	预防性或中等剂量 LMWH/UFH	产后预防性抗凝治疗或中等剂量 LMWH/UFH
高风险易栓症[④]，先前没有 VTE	预防性或中等剂量 LMWH/UFH	产后预防性抗凝治疗或中等剂量 LMWH/UFH
高风险易栓症[④]，既往仅出现 1 次 VTE 或直系亲属患病史，没有接受长期抗凝治疗	预防性、中等或调整剂量 LMWH/UFH	产后预防性抗凝治疗，中等或调整剂量 LMWH/UFH 治疗 6 周（治疗水平应与分娩前所选择的一致）
易栓症伴有 2 次或多次出现 VTE，没有接受长期抗凝治疗	中等或调整剂量 LMWH/UFH	产后预防性抗凝治疗，中等或调整剂量 LMWH/UFH 治疗 6 周（治疗水平应与分娩前所选择的一致）
易栓症伴有 2 次或多次出现 VTE，接受长期抗凝治疗	调整剂量 LMWH/UFH	恢复长期抗凝治疗，根据计划治疗持续时间、哺乳期、患者偏好考虑产后使用口服抗凝剂

注：LMWH—低分子量肝素；UFH—普通肝素；①产后治疗程度需要和分娩前治疗相同；②低风险易栓症：FVL 杂合子、凝血酶原 G20210A 杂合子、蛋白 C 或者蛋白 S 缺乏；③直系亲属有血栓史或者其他主要的血栓形成的风险因素（如肥胖、长时间不运动、

剖宫产）；④高风险易栓症，包括 FVL 纯合子，凝血酶原 G20210A 纯合子，FVL/凝血酶原双杂合，抗凝血酶缺乏。

低分子量肝素和普通肝素均不渗透胎盘，均可用于妊娠期。妊娠期应避免使用维生素 K 拮抗剂，机械心脏瓣膜女性在预防血栓栓塞时可例外。由于其半衰期长，低分子量肝素优于普通肝素，剂量可预测性好，母体安全性得到保证。

静脉血栓栓塞的风险升高多出现在妊娠中期。因此，在确定妊娠后或尽可能在妊娠中期采用抗凝治疗。需要产前抗凝的女性，产后大多需继续抗凝治疗，生产后可使用华法林抗凝。使用普通肝素、低分子量肝素和华法林期间可进行母乳喂养。

参考文献

[1] 朱铁楠，魏旭倩，阮长耿. 汉族人群蛋白 C、蛋白 S 和抗凝血酶活性水平及活性缺乏发生率的研究 [J]. 中华血液学杂志，2012，33（2）：127-130.

[2] Inheried Thrombophilias in pregnancy. Practic Bulletin No. 197：American College of Obstetricians and Gynecologists [J]. Obstet Gynecol，2018，132（1）：18-34.

[3] Antiphosphoipid syndrome. Practic Bulletin No. 132：American College of Obstetricians and Gynecologists [J]. Obstet Gynecol，2012，120（6）：1514-1521.

[4] Croles FN，Nasserinejad K，Duvekot JJ，et al. Pregnancy，thrombophilia，and the risk of a first venous thrombosis：systematic review and Bayesian meta-analysis [J]. BMJ，2017，359：4452.

[5] Zotz RB，Gerhardt A，Scharf RE. Inherited thrombophilia and gestational venous thromboembolism [J]. Best Pract Res Clin Haematol，2003，16（2）：243-259.

[6] van Hagen IM，Roos-Hesselink JW，Ruys TP，et al. Pregnancy in women with a mechanical heart valve：data of the European Society of Cardiology Registry of Pregnancy and Cardiac Disease（ROPAC）[J]. Circulation，2015，132（2）：132-142.

[7] 中华医学会血液学分会. 血栓与止血学组易栓症诊断与防治中国指南（2021 年版）[J]. 中华血液学杂志，2021，42（11）：881-888.

第四章 内分泌系统疾病

第一节 甲状腺疾病

甲状腺是人体最大的内分泌腺体之一，具有强大的聚碘功能，并能以碘元素为原料合成甲状腺激素，在胎儿的生长发育尤其是神经系统发育中发挥至关重要的作用。

【临床表现】

甲状腺功能异常，主要是指甲状腺功能亢进（以下简称"甲亢"）或甲状腺功能减退（以下简称"甲减"），两者都能影响受孕的成功率，并且对胎儿的生长发育造成负面影响，增加不良妊娠结局的风险。典型的甲亢表现为基础代谢率的增高、交感神经系统的兴奋，比如怕热、多汗、心悸、易饥多食、体重减轻、突眼等；而甲减表现与之相反，如怕冷、心率减慢、食纳减少、体重增加。

【诊断要点】

典型的甲亢或甲减，可以根据临床症状做出初步诊断，然后根据甲状腺功能结果和其他辅助检查，可进一步明确功能诊断（是否是甲亢或甲减）和病因诊断（哪种类型的甲亢或甲减），但临床上有不少甲状腺功能异常的患者缺乏典型的临床表现，仅仅表现为不孕或流产或胎儿生长发育异常。

甲状腺功能的检查至关重要：当 TSH 降低，FT_3、FT_4 增高，可以诊断为甲状腺毒症；如患者合并颈前区疼痛、发热、血沉增加，触诊甲状腺肿大、压痛、质硬，则可诊断为亚急性甲状腺炎；如 TRAB 增加，彩超提示有甲状腺血流丰富，或伴有突眼，则可以诊断 Graves 病导致的甲亢；如甲状腺无肿大，彩超提示有血流丰富的甲状腺结节，则需要排查甲状腺自主高功能腺瘤所致的甲亢。

对于早孕期的女性，由于 HCG 与 TSH 的 β 亚单位化学结构相似，部分孕妇会具有甲亢的临床甚至生化表现，两者共同作用，往往会产生剧烈孕吐。在孕 12 周后甲状腺指标会逐步恢复正常。

TSH 增高，FT_3、FT_4 降低，可以诊断为临床型甲减；当 TSH 增高，FT_3、RT_4 正常时，为亚临床甲减，此时甲状腺功能处于相对代偿状态。甲减患者中绝大部分伴随 TPO-Ab 和 Tg-Ab 增加，由桥本甲状腺炎所致。

【备孕指导】

由于甲状腺激素与神经系统的发育密切相关，碘是合成甲状腺激素最重要的元素，14 岁的普通人群碘的推荐摄入量为每天 120 μg，碘元素也因此被称为"智慧元素"。因此备孕期需要适当增加碘摄入，增加体内碘储备。如果选择的碘盐为每千克食盐含有 25mg 的碘（25 μg/g），每天从食盐中得到的碘为 125～150 μg（摄盐 5～6 g）。烹调损失按照 20% 计算，实际从盐中获得的碘为 100～120 μg；加上食物提供的碘，能够满足每天碘的需求。对于需要备孕的女性，即使食用加碘盐，也应该适当摄入富含碘的海产品，如海带、紫菜、贻贝（淡菜）等，以增加碘的储备量。我国营养学会建议妊娠妇女每天碘摄入量约为 250 μg。

建议对所有备孕妇女均进行甲状腺疾病筛查。筛查指标首选血清 TSH。如果 TSH 异常，要进一步完善 FT_4、FT_3、TPO-Ab、Tg-Ab 的检测。如果 TSH 降低，还需检测 TSH 受体抗体（TSH receptor antibody，TRAb）。甲状腺超声有助于判断甲状腺形态及甲状腺结节性质。结合我国卫生健康部门将血清 TSH 纳入国家免费孕前优生健康检查项目，推荐所有备孕妇女均要筛查血清 TSH。

已确诊甲亢妇女备孕：对已确诊甲亢的妇女，建议在甲状腺功能控制至正常并平稳后再怀孕。如果患者甲亢治疗疗程 1 年以上、抗甲状腺药物（antithyroid drugs，ATDs）剂量小、TRAb 阴性，可以考虑停药备孕；如不能停药者，备孕期建议将甲巯咪唑（methimazole，MMI）替换为丙硫氧嘧啶（propylthiouracil，PTU），替换的比例为 1：（10～20）。

如果不能耐受 PTU，MMI 也可以继续应用。如果行 ATDs 治疗，甲亢不能得到很好控制时，可以根据患者具体情况选择碘-131 治疗或手术治疗。碘-131 治疗后需等待 6 个月再怀孕。

已确诊甲减妇女备孕：备孕期和妊娠期甲减治疗首选 LT_4。备孕期需调整 LT_4 剂量，将 TSH 控制在参考范围下限至 2.5 mU/L（图 3-4）。

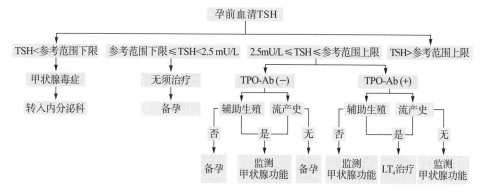

图 3-4 备孕期血清 TSH 筛查、诊断和管理流程图

【孕期关注重点】

对于妊娠期由于 HCG 增高导致的甲亢，不主张使用抗甲状腺药物；出现严重孕吐时，主要是对症治疗，同时监测尿酮体。当尿酮阳性，需要收住院，静脉补充葡萄糖灭酮治疗，并维持水、电解质平衡。

接受抗甲状腺药物（ATDs）治疗的甲亢妇女，一旦确定妊娠，可暂停ATDs，并立即检测甲状腺功能和 TRAb，根据 FT_4 和 FT_3 水平决定是否继续应用 ATDs。对于妊娠合并 Graves 病的患者，基于药物可能的致畸作用，在妊娠 12 周前建议使用丙硫氧嘧啶控制甲亢，考虑到丙硫氧嘧啶的肝毒性，在孕 12 周后建议更换为甲巯咪唑。妊娠中晚期若需继续 ATDs 治疗者，继续应用 PTU 还是转换成 MMI，目前缺乏研究证据。两种药物转换时要注意监测甲状腺功能和药物不良反应。为了避免药物对胎儿甲状腺的抑制，孕期甲亢的治疗目标是将 T_4 控制在正常范围上限或轻度高于正常范围上限。如果妊娠早期血清 TRAb 升高，由于 TRAb 可透过胎盘，影响胎儿甲状腺功能，应在妊娠 18~22 周及妊娠晚期分别监测 TRAb 水平。

已确诊的甲减患者一旦发现妊娠，LT_4 在原剂量基础上每天增加 20%~30%，并及时就诊，做临床评估，立即复查甲状腺功能和抗体。

妊娠期新确诊的甲减，LT_4 剂量按照每天每千克体重 2.0~2.4 μg 计算，足量起始或根据患者的耐受程度逐渐增加剂量，尽快达标。妊娠期全程将TSH 控制在参考范围下限或 0.1~2.5 mU/L。根据控制目标调整 LT_4 剂量。在妊娠 1~20 周，每 2~4 周检测甲状腺功能，血清 TSH 稳定后可以每 4~6 周检测 1 次。亚临床甲减治疗用药、妊娠前和妊娠期控制目标、监测频率均与甲减一致。

参考文献

[1] 单忠艳，王临虹. 孕产期甲状腺疾病防治管理指南 [J]. 中华内分泌代谢杂志，2022，38（7）：539-551.

[2] 中国营养学会. 中国居民膳食指南 [M]. 北京：人民卫生出版社，2016.

[3] Lee SY, Pearce EN. Assessment and treatment of thyroid disorders in pregnancy and the postpartum period [J]. Nat Rev Endocrinol，2022，18（3）：158-171.

第二节　糖尿病

糖尿病是一组以慢性高血糖为特征的代谢性疾病，是由于胰岛素分泌和（或）利用缺陷所致。

【临床表现】

由于高尿糖的渗透性利尿作用，典型的临床表现为多尿，继而容量的缺失导致口干多饮；由于糖分丢失和脂肪分解会给中枢传递假的能量不足的信号，部分患者可表现为多食。在胰岛素相对不足的状态下，脂肪分解增加，患者会表现为体重减轻。但是大部分早期的糖尿病患者，并无特异的临床症状。

妊娠期糖尿病（gestational diabetes mellitus，GDM），指妊娠期间首次发生的不同程度的糖代谢异常，但血糖并未达到显性糖尿病的水平，其诊断标准不同于真正的糖尿病，与 1 型糖尿病、2 型糖尿病等有着本质的区别，它可能只是一种糖耐量异常。这种糖耐量异常显然不会表现为明显的"三多一少"症状，但在孕中晚期可能引起胎儿高胰岛素血症、巨大胎儿、胎儿肺发育成熟延迟等，在产程中可能导致难产、新生儿产伤、低血糖、呼吸窘迫综合征等。

【诊断要点】

《中国 2 型糖尿病防治指南（2020 年版）》中糖尿病诊断标准：典型糖尿病症状，加上随机血糖 >11.1 mmol/L，或加上空腹血糖 >7.0 mmol/L，或加上口服葡萄糖耐量试验（OGTT）2 小时血糖 >11.1 mmol/L，或加上糖化血红蛋白（HbA1c）$>6.5\%$，即可诊断糖尿病，无糖尿病典型症状者，需择日复查确定。糖化血红蛋白值需采用标准化检测方法测定，在有严格质量控制的实验室检测，其结果才可以作为糖尿病的补充诊断标准。但若患者同时有镰状细胞病、妊娠（中、晚期）、葡萄糖-6-磷酸脱氢酶缺乏症、艾滋病等情况，则只能根据静脉血浆葡萄糖水平来诊断其有无糖尿病。

【备孕指导】

对于糖尿病患者，推荐孕前 HbA1c 的目标值是 6.0%～6.5%。如没有明显低血糖的发生，则理想的 HbA1c 控制目标是 <6.0%；如果出现低血糖的情况，HbA1c 控制目标可放宽至 <7.0%。当 HbA1c>10.0% 时，暂不建议妊娠。

对于 T1DM 患者，孕前空腹血糖推荐值为 5～7 mmol/L，餐前血糖推荐值为 4～7 mmol/L。计划妊娠的糖尿病女性患者应充分了解妊娠对病情的可能影响，包括非计划妊娠的风险及孕期母儿并发症的风险，血糖未控制达标前应该有效避孕。

孕前评估包括体格检查和实验室检查。计划妊娠的糖尿病女性患者可选择起始胰岛素治疗。妊娠前已有肾病的女性患者可能在妊娠期出现肾功能永久性恶化，建议孕前至肾脏专科咨询。糖尿病视网膜病变可在妊娠期间恶化，妊娠前应进行眼底检查，若查出增殖性视网膜病变，应先予以治疗。胃轻瘫可影响患者的膳食方式，重度胃轻瘫是妊娠的相对禁忌证之一。2020 年美国糖尿病学会（ADA）指南推荐，为降低子痫前期的风险，糖尿病孕妇在早孕晚期应开始服用低剂量的阿司匹林 60～150 mg/d，直至妊娠结束。当二甲双胍用于治疗多囊卵巢综合征和促排卵时，一旦确认妊娠，应立即停止用药。

【孕期关注重点】

对于孕前存在糖尿病的妇女，妊娠中期血糖控制勿过于严格，以防低血糖发生；妊娠期餐前、夜间血糖及空腹血糖宜控制在 3.3～5.6 mmol/L，餐后峰值血糖 5.6～7.1 mmol/L（餐后 2 小时），HbA1c<6.0%。如果为了预防低血糖的发生，可放宽至 <7%。对于妊娠糖尿病患者，餐前及餐后 2 小时血糖值应分别不超过 5.3 mmol/L、6.7 mmol/L，特殊情况下可测餐后 1 小时血糖（目标值≤7.8 mmol/L），夜间血糖不低于 3.3 mmol/L，HbA1c<5.5%。

妊娠期高血糖孕妇应控制每日总能量摄入，妊娠中期不低于 6688 kJ/d（1600 kcal/d），少于 6270 kJ/d 会发生酮症，妊娠中晚期 7524～9196 kJ/d 为宜；伴孕前肥胖者应适当减少能量摄入。3 次正餐和 2～3 次加餐，早、中、晚三餐的能量应分别控制在每日摄入总能量的 10%～15%、30%、30%，每次加餐的能量可以占 5%～10%，推荐每日摄入的碳水化合物≥175g、蛋白质≥70g、膳食纤维 25～30g，适当限制高饱和脂肪酸含量食物的比例。

妊娠期适当运动不会引起早产的发生。鼓励孕期规律运动，包括有氧运动及抗阻运动；每次运动时间小于 45 分钟；无运动禁忌证的孕妇，1 周至少 5 天每天进行 30 分钟的中等强度运动；妊娠期使用胰岛素治疗者，运动时需要做好低血糖的防范。

血糖＜3.3 mmol/L 或＞13.9 mmol/L 的孕妇，应停止运动并检测尿酮体。

参考文献

[1] 中华医学会糖尿病学分会. 中国 2 型糖尿病防治指南（2020 年版）[J]. 中华糖尿病杂志，2021，13（04）：315-409.

[2] 中华医学会妇产科学分会产科学组，中华医学会围产医学分会，中国妇幼保健协会妊娠合并糖尿病专业委员会. 妊娠期高血糖诊治指南（2022）（第一部分）[J]. 中华妇产科杂志，2022，57（01）：3-12.

[3] 中华医学会妇产科学分会产科学组，中华医学会围产医学分会，中国妇幼保健协会妊娠合并糖尿病专业委员会. 妊娠期高血糖诊治指南（2022）（第二部分）[J]. 中华妇产科杂志，2022，57（02）：81-90.

第三节　高催乳素血症

任何原因导致血清催乳素（prolactin，PRL）水平异常升高，超过其检测实验室标准上限数值者（一般＞1.14 nmol/L 或 25 μg/L），应视为高催乳素血症。

【临床表现】

1. 溢乳　超过 50% 的高催乳激素血症患者伴有溢乳。

2. 月经紊乱或闭经　轻度高值（＜50 pg/L）者可能仅导致排卵前卵泡发育不良而引起黄体期缩短；中度高值（50~100 μg/L）者多表现为月经稀发甚至闭经。

3. 不孕或流产　卵巢排卵障碍或黄体功能不足可导致不孕或流产。

4. 垂体前叶腺瘤的压迫症状　微腺瘤一般无明显症状；大腺瘤可压迫蝶鞍隔出现头痛、视野缺损和动眼神经麻痹；当腺瘤向前侵犯或压迫视交叉或影响脑脊液回流时，也可出现头痛、呕吐和眼花，甚至视野缺损和动眼神经麻痹。

5. 性功能改变　重度高值（＞100 μg/L）者可导致典型的低促性腺激

素、低雌激素并伴有生殖器官萎缩、性欲减低及骨质疏松。

【诊断要点】

根据血清学检查 PRL 异常高值，同时伴有溢乳、闭经及月经紊乱、不育、头痛、眼花、视觉障碍及性功能改变等临床表现，可诊断为高催乳素血症。诊断时应注意某些生理状态如妊娠、哺乳、夜间睡眠、长期刺激乳头乳房、性交、过饱或饥饿、运动和精神应激等都会导致 PRL 轻度升高。因此，临床测定 PRL 时应避免受生理性影响，在 9～12 时取血测定较为合理。在包括 MRI 或 CT 等各种检查后未能明确催乳素异常增高原因的患者可诊断为特发性高催乳素血症，但应注意对其长期随访，小部分患者甚至 10～20 年后出现垂体瘤。

【备孕指导】

1. PRL 轻度高值但无临床症状者仅 PRL 轻度高值，但月经规律、卵巢功能未受影响、无溢乳且正常生活者或特发性高催乳素血症可不必治疗，应定期复查，观察临床表现和 PRL 值的变化。无垂体肿瘤的高催乳素血症者不必长期用药，一般 1 年后停药，应根据 PRL 情况酌情处理。

2. PRL 高值伴临床症状者治疗方法有药物治疗、手术治疗及放射治疗。

（1）药物治疗

1）溴隐亭：为多巴胺受体激动剂。无垂体肿瘤的高催乳素血症者不必长期用药，一般 1 年后停药，可根据 PRL 情况酌情处理。催乳素腺瘤患者应长期用药，可使部分腺瘤萎缩、退化或停止生长。有生育要求的患者应待 PRL 值正常并稳定一段时间后再妊娠为宜。尽管目前认为溴隐亭对妊娠是安全的，但仍主张一旦妊娠，应考虑停药。

2）喹高利特：选择性多巴胺 D_2 受体激动剂，用于溴隐亭副作用无法耐受或无效时。

3）B 族维生素：与多巴胺受体激动剂起协同作用。

（2）手术治疗　垂体肿瘤产生明显压迫及神经系统症状或药物治疗无效时，应考虑手术治疗。

（3）放射治疗　主要适用于大的侵袭性肿瘤、术后残留或复发的肿瘤；药物治疗无效或不能耐受手术者。

【孕期关注重点】

妊娠期 PRL 治疗的基本原则是尽可能减少胎儿药物暴露的时间，如孕前垂体肿瘤<1 cm，建议孕期停药，因为孕期微腺瘤进展可能性不大；若孕前

垂体肿瘤>1 cm，孕期需要继续使用多巴胺受体激动剂以防止肿瘤扩张。微腺瘤妊娠期增大的风险较小，而 $20\%\sim30\%$ 的大腺瘤患者可发生有症状的瘤体增大。妊娠期的主要风险在于催乳素瘤的增大，因此垂体催乳素瘤患者一旦怀孕，应行视野检查作为基线资料。告知患者肿瘤增大的风险和相应的预警症状，重点关注头痛和视野障碍。催乳素瘤的妊娠患者不推荐常规 MRI 检查，除非出现头痛、视力减退、视野缺损等瘤体增大的症状。整个孕期除常规检查外，需每 2 个月监测视野检查，出现头痛、视野缺损等症状后，加用溴隐亭，有望在 1 周内改善症状；若使用多巴胺受体激动剂后病情没有好转，行颅脑 MRI 发现瘤体增大时，可考虑手术治疗。

参考文献

［1］Glezer A，Bronstein MD．Prolactinomas in pregnancy：considerations before conception and during pregnancy［J］．Pituitary，2020，23（1）：65-69．

［2］Luger A，Broersen L H A，Biermasz N R，et al．ESE Clinical Practice Guideline on Functioning and Nonfunctioning Pituitary Adenomas in Pregnancy［J］．Eur J Endocrinol，2021，185（3）：G1-33．

［3］中华医学会妇产科学分会内分泌学组．女性高催乳素血症诊治共识［J］．中华妇产科杂志，2016，03：161-168．

［4］谢幸，孔北华，段涛．妇产科学［M］．9版．北京：人民卫生出版社，2018．

第五章　风湿免疫性疾病

第一节　系统性红斑狼疮

系统性红斑狼疮（systemic lupus erythematosus，SLE）是一种系统自身免疫性疾病，主要特点是多系统受累和多种免疫学指标异常。育龄期妇女SLE患病率约为 1/500，近年来随着 SLE 治疗水平的显著提高，许多 SLE 患者能够获得良好的妊娠结局，但 SLE 患者妊娠母婴并发症发生率仍很高，SLE 妊娠相关死亡率为正常人妊娠死亡率的近 20 倍，SLE 妊娠妇女死亡率为 3.2‰。因此，SLE 患者应在专科医生评估疾病稳定的前提下妊娠，并在整个妊娠过程中由风湿科和产科多学科协作管理。

【临床表现】

1. 全身症状　SLE 的全身症状有发热、疲乏和体重下降。

2. 多系统损坏　皮肤黏膜损害包括典型的面颊部蝶形红斑、亚急性皮肤型狼疮和慢性皮肤型狼疮等；肌肉骨骼损害为对称性分布的非侵蚀性关节痛和关节炎；狼疮肾炎；神经精神狼疮；肺部损害包括胸膜炎、胸腔积液、急性狼疮性肺炎及肺间质病变等；心脏受累包括心包炎、心包积液、心肌炎及心脏瓣膜病等；血液系统受累亦常见，主要表现为白细胞减少、贫血、血小板减少和淋巴结肿大等。

【诊断要点】

采用 2019 年欧洲抗风湿病联盟/美国风湿病学会系统性红斑狼疮分类标准（表 3-6）。

表3-6 2019年欧洲抗风湿病联盟/美国风湿病学会系统性红斑狼疮诊断分类标准

临床领域	权重	临床领域	权重
1. 全身系统		6. 血液系统	
发热≥38.3 ℃	2	白细胞减少（<4×10^9/L）	3
2. 皮肤黏膜		血小板减少（<100×10^9/L）	4
非瘢痕样脱发	2	免疫性溶血	4
口腔溃疡	2	7. 肾脏	
亚急性皮肤或盘状狼疮	4	蛋白尿>0.5 g/24 h	4
急性皮肤型红斑狼疮	6	肾穿刺病理Ⅱ型或Ⅴ型狼疮肾炎	8
3. 关节炎		肾穿刺病理Ⅲ型或Ⅳ型狼疮肾炎	10
≥2个关节滑膜炎/≥2个压痛关节+≥30分钟的晨僵	6	免疫性领域	
		1. 抗磷脂抗体	
4. 神经系统		抗心磷脂抗体 IgG>40GPL 单位	2
谵妄	2	或抗 β$_2$-GP1 IgG>40 单位	
精神症状	3	或狼疮抗凝物阳性	
癫痫	5	2. 补体	
5. 浆膜炎		低 C$_3$/低 C$_4$	3
胸腔积液或心包积液	5	低 C$_3$+低 C$_4$	4
急性心包炎	6	3. 高度特异性抗体	
		Anti-dsDNA 阳性	6
		Anti-Sm 阳性	6

注：①入选患者必须满足 ANA 阳性（Hep2 免疫荧光法≥1∶80）；②在每个领域，只有最高权重标准的得分计入总分；③对于每条标准，须排除感染、恶性肿瘤、药物等原因影响；④至少符合1条临床标准；⑤既往和现患者可评分；⑥各领域最高权重相加≥10分的患者可以分类诊断为 SLE。

【备孕指导】

每一位有生育需求的 SLE 患者均应常规接受孕前咨询及妊娠风险评估。通过全面细致的评估，制定个体化妊娠监测计划及恰当的预防策略，可显著降低不良妊娠结局的发生风险。多中心前瞻性研究（PROMISSE）已证实，

SLE 妊娠相关胎儿和孕妇不良事件的主要危险因素包括 SLE 病情活动或复燃、既往狼疮肾炎病史、口服大剂量糖皮质激素、孕前 6 个月病情活动及 APLs 阳性等。SLE 患者的妊娠风险评估内容除了对所有孕妇均需要常规了解的内容外，亦应包括如下内容。

（1）SLE 病情活动度　根据系统性红斑狼疮妊娠疾病活动指数（systemic lupus erythematosus pregnancy disease activity index，SLEPDAI）和医生对病情整体评估（physician global assessment，PGA）来评估 SLE 病情活动度。

（2）脏器损害　主要包括狼疮肾炎、血液系统损害、心脏损害、肺动脉高压、肺间质病变、神经精神性狼疮等重要脏器损害。狼疮肾炎是导致 SLE 妊娠期并发症显著增加的重要危险因素，孕前应行全面评估，包括对尿常规、尿沉渣、24 小时尿蛋白定量、血清肌酐水平及肾小球滤过率等的评估。

（3）既往妊娠史及血栓事件史。

（4）自身抗体　SLE 患者孕前检查应包括抗心磷脂抗体（ACL）、抗 β_2 糖蛋白 1（β_2-GP1）抗体、狼疮抗凝物（LAC）、抗 SSA 抗体和抗 SSB 抗体等；抗磷脂抗体谱（APLs）会显著增加 SLE 患者早期反复流产、中晚期胎死宫内、子痫前期及子痫、HELLP 综合征等各种病理妊娠风险；抗 SSA 抗体和抗 SSB 抗体用于评估妊娠期胎儿发生心脏结构异常与传导阻滞的风险。

（5）当前用药　参考多个风湿免疫患者妊娠期安全用药指南建议，备孕期间可用药物包括小剂量糖皮质激素、羟氯喹、硫唑嘌呤、钙调磷酸酶抑制剂（环孢素 A、他克莫司），建议糖皮质激素用量小于醋酸泼尼松 15 mg/d 或等效剂量的非含氟类糖皮质激素；备孕期间需停用的药物包括甲氨蝶呤、来氟米特、吗替麦考酚酯、环磷酰胺、沙利度胺等。

SLE 患者孕前咨询的另一项重要内容为向 SLE 患者及其家属充分告知妊娠的风险及潜在的妊娠相关并发症，根据个体化风险评估结果充分告知发生的不良事件，并了解患者及其家属的需求与期望。

SLE 患者在同时满足下述条件时方可考虑妊娠：SLE 病情稳定≥6 个月，口服泼尼松≤15 mg/d（或等效剂量的非含氟类糖皮质激素），停用可能致畸药物（如环磷酰胺、甲氨蝶呤、吗替麦考酚酯、来氟米特、雷公藤等）至所需时间（建议沙利度胺至少停药 4 周、霉酚酸酯至少停药 6 周、甲氨蝶呤至少停药 3 个月，环磷酰胺、雷公藤至少停药半年，来氟米特可能至少停药 2 年或借助螯合剂降低血药浓度至<0.02 mg/L）、24 小时尿蛋白定量≤0.5 g 且无中枢神经系统或其他重要脏器严重损害者。

不推荐有如下任意情况者妊娠：肺动脉高压，重度限制性肺疾病［如用力肺活量（FVC）<1 L］，严重心力衰竭，慢性肾衰竭［血肌酐≥247 μmol/L］，既往严重的子痫或子痫前期以及难以控制的 HELLP 综合征导致胎儿丢失，既往 6 个月出现过 SLE 病情活动、卒中。

【孕期关注重点】

1. 妊娠期常用药物

（1）糖皮质激素 泼尼松、甲泼尼龙孕期可继续使用，可低剂量稳定病情，也可短时间内大剂量治疗狼疮活动。若孕期拟行手术终止妊娠（人工流产、中期引产或剖宫产），泼尼松剂量>5 mg/d（或相当剂量），围手术期需加大用药剂量。孕期建议常规补钙，既可治疗糖皮质激素和肝素应用导致的骨质流失，又可降低子痫前期风险。

（2）抗疟疾药（HCQ） 硫酸羟氯喹在孕前和妊娠期都被推荐常规用于 SLE 患者。

（3）免疫抑制剂 硫唑嘌呤、环孢素 A 和他克莫司孕期都可以使用；环磷酰胺孕早期使用可能具有致畸效应，孕中晚期使用尚未发现不良后果；甲氨蝶呤、麦考酚酸类和来氟米特具有强烈的致畸效应，甚至引起自然流产或胎儿死亡，孕期禁用。

2. 妊娠期管理要求

（1）患者一旦妊娠，应由风湿免疫科和有经验的产科高级职称医生共同管理，应密切监测 SLE 疾病活动度及胎儿生长发育情况。孕 28 周前，每 4 周随访 1 次，28 周后每 2 周随访 1 次，直至分娩或妊娠终止。对于 SLE 孕妇病情不稳定、胎儿或产科情况异常者，应缩短随访间隔、增加随访频率。

（2）每次随访评估与病情相关的症状和体征、实验室检查，完善血常规、尿常规、24 小时尿蛋白定量、肝肾功能、血糖、电解质、免疫球蛋白、抗 ds-DNA 抗体、血清补体等。产科随访内容包括常规产科检查、孕妇血压监测、胎心监测，在妊娠 16 周后定期行胎儿 B 超检查，以监测胎儿的生长情况以及是否有畸形。如果出现胎儿发育迟缓或子痫前期表现，则应该缩短随诊间隔；在妊娠 28 周后，应每 2 周进行 1 次脐血流检查，监测胎儿血供情况；自妊娠 28 周起，原则上应每 2 周进行 1 次胎儿监测，如有异常，可每周进行胎儿监测（脐动脉、子宫动脉、静脉导管和大脑中动脉）。

（3）治疗上 HCQ 无致畸作用，且可改善不良妊娠结局，如减轻 SLE 病情、减少狼疮复发、降低 SLE 孕妇的早产率，降低抗 Ro/La 抗体阳性孕妇胎儿心脏传导阻滞的风险。若无禁忌，推荐妊娠期全程服用羟氯喹，持续的羟氯喹治疗可减少妊娠期间和产后 SLE 的复发；如病情处于活动期，应到风湿免疫专科就诊。可考虑使用激素及环孢素 A、他克莫司、硫唑嘌呤等控制病情。对于合并有抗磷脂综合征患者，应进行凝血相关检查，并定期复查相关抗磷脂抗体，评估患者 SLE 病情风险及血栓情况，根据风险分层，使用低剂量阿司匹林和预防/治疗剂量低分子量肝素。若 SLE 患者在妊娠期间一直服用阿司匹林，建议在手术前 1 周停用。在妊娠期间使用肝素或低分子肝素的患者，则建议在手术前 12 小时停用。

参考文献

[1] MEB Clowse，M Jamison，E Myers，et al．A national study of the complications of lupus in pregnancy［J］．American Journal of Obstetrics and Gynecology，2008，199（2）：127．e1-6.

[2] Wei Q，Ouyang Y，Zeng W，et al．Pregnancy complicating systemic lupus erythematosus：a series of 86 cases［J］．Arch Gynecol Obstet，2011，284（5）：1067-1071.

[3] Lazzaroni MG，Dall'Ara F，Fredi M，et al．A comprehensive review of the clinical approach to pregnancy and systemic lupus erythematosus［J］．J Autoimmun，2016，74：106-117.

[4] 国家皮肤与免疫疾病临床医学研究中心，国家妇产疾病临床医学研究中心，中国风湿免疫病相关生殖及妊娠研究委员会．2022 中国系统性红斑狼疮患者生殖与妊娠管理指南［J］．中华内科杂志，2022，11：1184-1205.

第二节　抗磷脂综合征

抗磷脂综合征（antiphospholipid syndrome，APS）是一种以反复血管性血栓事件、复发性自然流产、血小板减少等为主要临床表现，伴有抗磷脂抗体谱（antiphospholipid antibodies，aPLs）持续中高滴度阳性的自身免疫性疾病。通常分为原发性 APS 和继发性 APS，后者多继发于系统性红斑狼疮、干燥综合征等结缔组织病。

【临床表现】

主要是反复动静脉血栓形成，可以表现为单一血管或者多血管受累，静脉栓塞在 APS 中更常见；习惯性流产；皮肤表现（网状皮斑、下肢溃疡、皮肤坏死、肢端坏疽等），血小板减少症，溶血性贫血，APLs 相关肾脏病变，神经症状（卒中发作、癫痫、偏头痛、舞蹈症），肺高压症，心脏瓣膜病变（瓣膜赘生物、瓣膜增厚和瓣膜反流等）、认知功能障碍和横贯性脊髓炎等。

【诊断要点】

采用 2006 年抗磷脂综合征悉尼修订的分类标准（表 3-7）进行诊断。

表 3-7　2006 年抗磷脂综合征悉尼修订的分类标准

临床标准：

1. 血栓形成：任何器官/组织发生 1 次或 1 次以上动、静脉或小血管血栓形成（浅表静脉血栓不作为诊断指标），必须有客观证据（如影像学、组织病理学等），组织病理学如有血栓形成，必须是血栓部位的血管壁无血管炎表现

2. 病理妊娠

（1）1 次或多次无法解释的形态学正常的胎龄≥10 周胎儿死亡，必须经超声检查或对胎儿直接大体检查表明胎儿形态学正常

（2）在妊娠 34 周前，因重度子痫或重度先兆子痫或严重胎盘功能不全所致 1 次或多次形态正常的新生儿早产

（3）连续 3 次或 3 次以上无法解释的胎龄<10 周的自然流产，需除外母亲生殖系统解剖异常，或激素水平异常，或因母亲或父亲染色体异常等因素所致

实验室标准：

1. 血浆中狼疮抗凝物阳性：依照国际血栓与止血学会狼疮抗凝物/磷脂依赖型抗体学术委员会制定的指南进行检测

2. 采用标准化 ELISA 法检测血清或血浆中抗心磷脂抗体：IgG 型/IgM 型中高效价阳性抗体（IgG 型和 IgM 型分别大于 40 GPL 或 MPL，或大于第 99 个百分点）

3. 采用标准化 ELISA 法检测血清或血浆抗 β_2 糖蛋白抗体：IgG 型/IgM 型阳性（效价大于健康人效价分布的第 99 个百分点）

注：ELISA 为酶联免疫吸附试验；上述检测均要求间隔 12 周以上，至少 2 次或 2 次阳性，如果抗磷脂抗体阳性结果与临床表现之间间隔<12 周，或者间隔超过 5 年，则不能诊断为抗磷脂综合征。

抗磷脂综合征悉尼修订分类标准包括临床和实验室两方面，诊断须同时符合至少 1 项临床标准和 1 项实验室标准方能诊断为 APS。

【备孕指导】

建议有复发性流产、妊娠期高血压、子痫前期、胎儿宫内发育迟缓、胎儿窘迫和早产病史的患者，以及有长期不育不孕、试管婴儿反复不着床、脐

带过度扭转、胎盘早剥、羊水过少、死胎、异位妊娠和宫颈功能不全等病史的患者筛查抗磷脂抗体谱。对于明确诊断抗磷脂综合征的生育年龄女性，计划妊娠前需对血栓风险和病理妊娠进行全面评估，备孕期及妊娠期针对不同血栓风险和病理妊娠风险给予相应治疗。

1. 血栓事件再发风险评估

多项研究证实，APS 患者血栓再发风险显著增高，其中"三阳"（即 aCL、抗 β_2-GP1 抗体、LAC 三种磷脂抗体均阳性）患者尤为突出。同时合并吸烟、肥胖、高同型半胱氨酸血症、高脂血症、肾功能不全等其他血栓高危因素患者，血栓事件再发风险亦显著增高。新近有研究证实，aPLs 滴度本身并不能反映血栓事件再发风险，aPLs 阳性种类越多，其血栓再发风险越高。

2. 病理妊娠风险评估

目前 APS 产科风险评估公认危险因素包括三种磷脂抗体阳性、血栓史、既往病理妊娠史、脐动脉多普勒测速异常、基础高血压、肾功能不全、低补体血症、血小板减少症、合并 SLE 等其他结缔组织病等。对于计划妊娠的 APS 患者，口服药物如阿司匹林和羟氯喹等至少用 1 个月（用 2~3 个月更好），因为这些药物发挥疗效是有时间限定的。低分子量肝素用数天就可怀孕（移植胚胎或同房后），也可确认怀孕后再加用。

【孕期关注重点】

1. 孕期患者监测　常规检测血常规、尿常规、肝肾功能、促甲状腺素、D-二聚体、血栓弹力图、血小板聚集率等，如果是狼疮继发 APS 患者，查补体 C_3 和 C_4、抗 ds-DNA 抗体及抗核小体抗体；对于继发性 APS 患者，如果抗 SSA 和抗 SSB 抗体阳性，需关注是否存在胎儿心脏传导阻滞，应定期做胎儿心脏超声及心电图检查；而对于孕前或孕早期已确诊的 APS 患者，妊娠期 aPLs 抗体滴度变化不应作为药物剂量调整或停药的依据。胎儿监测：早孕期，超声检查核准孕周，进行子宫动脉血流阻力彩超；孕晚期，每 3~4 周超声评估胎儿生长情况、羊水量、脐动脉血流及进行胎心监护。

2. 孕期治疗

APS 患者妊娠期在继续应用 LDA 的基础上，加用低分子量肝素（LMWH），剂量和使用时间应根据患者不同风险级别进行个体化处理。

正在用治疗量低分子量肝素者，可在分娩前至少 24 小时停用；而正在用预防量低分子量肝素者，可在分娩前至少 12 小时停用，一般产后 6~8 小时应重新加用，一般患者产后低分子量肝素使用 6~12 周，对存在血栓史的患者则需长期抗凝（可改用华法林）。

（1）低风险的 aPLs 谱，在整个妊娠期维持应用预防剂量 LMWH。

（2）中高风险的 aPLs 谱，在整个妊娠期维持应用预防或中等剂量 LM-WH。

（3）既往有血栓形成史和妊娠合并血栓栓塞性疾病者，在整个妊娠期维持应用治疗剂量 LMWH。

（4）合并 SLE 或其他自身免疫性疾病的 APS 患者，妊娠期可考虑加用小剂量泼尼松（孕早期≤10 mg/d）或同等剂量的其他糖皮质激素，并根据患者风险，在整个妊娠期维持应用预防或治疗剂量 LMWH。

（5）对于既往无血栓史、无症状、aPLs 阳性的孕妇，发生不良妊娠结局的风险是不确定的，推荐整个妊娠期应给予 LDA 治疗。

（6）对于难治性产科抗磷脂综合征，在采用基本方案治疗无效的情况下，可使用免疫球蛋白治疗 [0.4~1 g/（kg·d），1 次/2~3 周]。

参考文献

［1］Tektonidou MG，Andreoli L，Limper M，et al．EULAR recommendations for the management of antiphospholipid syndrome in adults ［J］．Ann Rheum Dis，2019，78（10）：1296 - 1304．

［2］Garcia D，Erkan D．Diagnosis and management of the antiphospholipid syndrome ［J］．N Engl J Med，2018，378（21）：2010 - 2021．

［3］中华医学会围产医学分会．产科抗磷脂综合征诊断与处理专家共识 ［J］．中华围产医学杂志，2020，23（08）：517 - 522．

［4］中华医学会风湿病学分会．抗磷脂综合征诊断和治疗指南 ［J］．中华风湿病学杂志，2011，15（06）：407 - 410．

第三节　干燥综合征

干燥综合征（sjögren syndrome，SS）是一种以淋巴细胞增殖和进行性外分泌腺体损伤为特征的慢性炎症性自身免疫性疾病。临床除有唾液腺、泪腺功能受损外，亦可出现多脏器多系统受累，血清中存在高免疫球蛋白血症和多种自身抗体。在我国人群中的患病率为 0.3%～0.7%，女性多见，男、女比例为 1：（9～20），发病年龄多在 40～50 岁。

【临床表现】

患者可有干燥性的角膜炎、结膜炎、口腔干燥症、猖獗性龋齿等常见临床表现；还可出现全身症状，如乏力、低热等；约有 2/3 患者出现系统损害，可累积到皮肤、肌肉关节、肺、肝、胰、肾、血液系统等重要的内脏器官，甚至累及神经系统，出现复杂的临床表现。对于出现不明原因的口干舌燥，龋齿频发，牙齿破损呈片状脱落，或反复出现单侧或双侧腮腺肿大，眼睛干涩，眼泪减少，症状持续 3 个月以上，应考虑干燥综合征可能。

【诊断要点】

采用 2016 年欧洲抗风湿病联盟/美国风湿病学会原发性干燥综合征分类标准进行诊断（表 3-8）。

表 3-8　2016 年欧洲抗风湿病联盟/美国风湿病学会原发性干燥综合征分类标准

【入选标准】至少有眼干或口干症状之一的患者，即下列至少一项为阳性：①每日感到不能忍受的眼干，持续 3 个月以上；②眼中反复沙砾感；③每日需用人工泪液 3 次或 3 次以上；④每日感到口干，持续 3 个月以上；⑤吞咽干性食物需要频繁饮水帮助，或在 ESSDAI 疾病活动度评分问卷中出现至少 1 个系统阳性的可疑 SS 者

【排除标准】患者出现下列疾病，因可能有重叠的临床表现或干扰诊断结果，应予以排除：①头颈部放疗史；②活动性丙型肝炎病毒感染；③获得性免疫缺陷综合征（AIDS）；④结节病；⑤淀粉样变性；⑥移植物抗宿主病；⑦IgG4 相关疾病

适用于任何满足上述入选标准并除外排除标准，且下列 5 项评分总和≥4 分者，可诊断为原发性干燥综合征

①唇腺灶性淋巴细胞浸润，并且灶性指数≥1 个灶/4 mm² 记为 3 分

②血清抗 SSA 阳性，记为 3 分

③至少单眼 OSS 染色评分≥5 分或 van Bijsterveld 评分≥4 分，记为 1 分

④至少单眼 Schirmer 试验≤5 mm/5 min，记为 1 分

⑤未刺激的全唾液流率≤0.1 mL/min（Navazesh 和 Kumar 测定方法），记为 1 分

常规使用胆碱能药物的患者应充分停药后再进行上述③、④、⑤项评估口眼干燥的检查

注：该标准灵敏度和特异度分别为 96% 和 95%，在诊断标准的验证分析和临床试验的入组中均适用。

【备孕指导】

患者提倡计划妊娠，对降低母儿风险、提高妊娠成功率十分重要。对计划妊娠的妇女进行健康咨询，与产科、妇科、母胎医学、新生儿学等专家保持沟通，以改善孕妇和胎儿的结局。孕前访视期间应从怀孕到哺乳做全面评

估。妊娠前需充分了解患者妊娠史、伴随的基础疾病、疾病活动度、相关脏器累及程度、药物使用及相关自身抗体情况，是否适宜妊娠，告知其妊娠风险。当疾病处于活动期，多器官或系统受累，免疫学指标显著异常时，应避免妊娠。有妊娠计划，正使用不适合孕期的药物，应先转为适合妊娠使用的药物，并观察足够的时间来评估新药物的疗效和耐受性。

SS 患者在病情处于稳定状态（6 个月以上）未服药或服用药物剂量最小、停用环磷酰胺等细胞毒性药物（6 个月以上）、无重要脏器或系统病变并能做到孕期严密随诊时，可进行计划性妊娠。

SS 患者计划怀孕之前需考虑药物的影响；使用可能影响性腺功能的药物治疗前，要考虑到怀孕计划；妊娠前要充分考虑适当的药物治疗变化以及耐受性和疾病稳定性；怀孕前 3 个月停用甲氨蝶呤、吗替麦考酚酯/霉酚酸酯（MMF）、环磷酰胺、来氟米特、沙利度胺；由于 NSAIDs 存在诱发未破裂卵泡综合征（一种导致低生育能力的原因）的可能性，怀孕前应停止 NSAIDs 的治疗。孕前停用潜在致畸药物后观察一段时间，不用药或过渡到妊娠期可用的药物，以确保病情稳定；对于接触致畸药物意外妊娠者，建议转诊至孕期多学科门诊就诊。

【孕期关注重点】

1. 孕期监测　妊娠期应行必要的随访和监测，确保出现并发症时及时治疗。妊娠期间需风湿免疫科、产科、新生儿科等相关科室积极配合，至少每 3 个月监测 1 次疾病活动。动态评估胎儿在宫内的生长情况，孕 16 周以后，需关注是否存在胎儿心脏传导阻滞，定期做胎儿心脏超声及心电图；如果出现Ⅰ度、Ⅱ度心脏传导阻滞，可予地塞米松治疗。但缺乏大规模的随机对照试验以充分证实地塞米松的益处，因此，在完全性房室传导阻滞中使用地塞米松的结果仍然存在争议。积极控制妊娠期高血压和糖尿病。妊娠期病情处于活动期需要治疗者，开始或继续使用适合妊娠期服用的激素替代药物。孕期规律产检时提供既往不良病史，密切监测自身抗体变化及胎儿情况，发现异常后及时干预处理，可取得较好的妊娠结局。产后应动态评估新生儿先天性房室传导阻滞或自身免疫病风险。

2. 妊娠期治疗

（1）对症治疗　戒烟酒，保持口腔清洁，勤漱口，减少龋齿和口腔继发感染。影响唾液腺分泌的药物如阿托品、抗组胺药以及利尿剂、抗高血压药等可以加重口、眼干燥，应尽量避免使用。干燥性角结膜炎患者，外用眼膏以保护角膜。

（2）全身治疗　如果妊娠期间干燥综合征患者出现严重内脏损伤等表现，一般建议终止妊娠后，应用糖皮质激素和免疫抑制剂治疗。妊娠期可考虑使用的药物包括糖皮质激素、抗疟药（硫酸羟氯喹）、柳氮磺吡啶、硫唑嘌呤、环孢素。应避免应用中大剂量糖皮质激素，建议使用尽可能最小剂量的激素维持疾病缓解状态，同时应积极控制血压、血糖，积极补充钙质以预防骨质疏松。羟氯喹是妊娠期可安全选择的药物之一，妊娠期可使用最低有效剂量的环孢素，妊娠期间每日用 1.5～2 mg/kg 的硫唑嘌呤是相对安全的。

SS 合并妊娠的管理既具有挑战性，又有收益。干燥综合征可累及多个器官，临床表现复杂多样，SS 患者妊娠后可出现多种病情变化及并发症，影响母儿结局。所有使用有潜在致畸作用药物的育龄期患者应向医生咨询有效的避孕措施。风湿科医生在遇到患者咨询生殖健康问题时，需与妇产科、母胎医学、生殖内分泌学和不孕症领域专家合作，并与患者就孕期治疗方案达成一致。SS 患者妊娠期间需进行抗体谱、疾病活动度、胎儿超声心动图、胎儿心电等动态监测，早期发现胎儿并发症、及时干预。通过计划妊娠，大多数患者都能成功妊娠且预后良好。在多学科努力下对 SS 妊娠患者进行孕前、孕期、产后的全程保障，对减少不良妊娠结局的发生具有重要意义。

参考文献

[1] E Theander, A Brucato, S Gudmundsson, et al. Primary Sjögren's syndrome—treatment of fetal incomplete atrioventricular block with dexamethasone [J]. J Rheumatol, 2001, 28 (2)：373-376.

[2] Wirada Hansahiranwadee. Diagnosis and Management of Fetal Autoimmune Atrioventricular Block [J]. Int J Womens Health, 2020, 12：633-639.

[3] 邵美琳，马艳，厉小梅. 干燥综合征合并妊娠的管理 [J]，中华风湿病学杂志，2021，25（07）：485-490.

第四节　未分化结缔组织病

未分化结缔组织病（undifferentiated connective tissue disease，UCTD）通常指患者出现某些结缔组织病（connective tissue disease，CTD）相关的症状和体征，同时有自身免疫病的血清学证据，但不符合任一确定 CTD 的分类标准的疾病。未分化结缔组织病发病年龄多在 18～67 岁，育龄期女性多见，男、女比例约为 1：（4～6）。近年，风湿免疫科、妇产科、生殖科医生普遍重视 UCTD 的发生，发现 UCTD 与不良妊娠（复发性流产、子痫前期/子痫、胎儿生长受限、早产）风险的增加显著相关。

【临床表现】

UCTD 患者早期可有低热、乏力、淋巴结肿大等非特异性症状，常见的症状有关节肿痛、雷诺综合征、皮肤黏膜损害（如面部红斑、光过敏、口干、眼干、口腔溃疡、双手指肿胀），其他临床表现还包括血液系统改变（如贫血、白细胞减少和血小板减少等）、浆膜炎、心脏病变、肺间质纤维化等。从 CTD 的发展进程来看，患者往往是先出现血清自身抗体阳性，再出现临床症状。

【诊断要点】

目前 UCTD 尚无统一的诊断标准，主要依靠实验室检查和临床表现，临床多采用 1999 年 Mosca 等提出的初步分类标准，即提示 CTD 的症状和体征，同时伴 ANA 阳性（2 次不同时间检测到 ANA≥1：80），但不符合任一确定 CTD 的分类标准。其后，Mosca 在 2005 年又提出了补充的排除标准：①临床排除标准：蝶形红斑。亚急性皮肤红斑狼疮、盘状狼疮、皮肤硬化、向阳性皮疹、Gottron 丘疹、侵蚀性关节炎；②实验室排除标准。抗 dsDNA、抗 Sm、抗核糖体 P 蛋白抗体、抗 Scl-70、抗着丝点抗体、抗 SSB/La、抗 Jo-1、抗 Mi2。

【备孕指导】

孕前评估对于患有 UCTD 的女性非常重要，同其他自身免疫性疾病一样，孕前评估应包括对主要器官受累情况和疾病活动度的评估，受孕前有效控制疾病对于减少妊娠并发症、保障母婴安全至关重要。无严重的心、肺、肾及中枢神经系统受累，化验指标平稳，应用小剂量糖皮质激素，停用妊娠期禁忌使用的细胞毒性药物至安全时间窗，选择在孕期能应用的免疫抑制剂，病情缓解至少 6 个月，方可考虑妊娠。

【孕期关注重点】

妊娠可导致 24％～32％的未分化结缔组织病情复发，未分化结缔组织病患者在妊娠过程中可能出现严重并发症，如间质性肺炎、心肌炎、血管炎、血小板进行性减少等，故 UCTD 患者妊娠后应由产科和风湿科共同管理，定期监测母胎情况。风湿科每 4～8 周随访 1 次，了解药物毒性、病情有无复发或进展，定期复查 1 次 ANA、AdsDNA、抗 ENA 谱、ANCAs、抗 CCP 抗体、补体 C_3/C_4、类风湿因子、细胞沉降率、C 反应蛋白等。产科每个月随访 1 次，包括筛查妊娠不良结局情况和常规妊娠监测。每月复查 1 次血尿常规、肝肾功能、血小板聚集率、D-二聚体、血栓弹力图、甲状腺功能情况、子宫动脉血流超声及胎儿彩超等。

妊娠期治疗主要是防止不良妊娠发生。大多数 UCTD 患者妊娠前和妊娠期仅有轻微症状或轻度血液指标异常，而无严重的脏器损害，通常只需小剂量的糖皮质激素和羟氯喹治疗控制症状即可。若 aPL 阳性但不符合 APS 临床标准，可考虑在妊娠期使用小剂量阿司匹林（75～100 mg/d）预防先兆子痫，但应避免肝素与阿司匹林联用；若 aPL 阳性且符合产科 APS 标准，则参照 APS 标准管理和治疗。

参考文献

[1] Spinillo A，Berneventi F，Epis OM，et al．Prevalence undiagnosed autoimmune rheumatic diseases in the first trimester of pregnancy．Results of a two-steps strategy using a self-administered question naire and autoantibody testing [J]. BJOG，2008，115 (1)：51-57.

[2] Moscca M，Tani C，Neri C，et al. Undifferentiated connective tissue diseases (UCTD) [J]. Autoimmun Rev，2006，6 (1)：1-4.

[3] G Castellino，R Capucci，S Bernardi，et al. Pregnancy in patients with connective tissue disease：a prospective case-control study Lupus [J]. 2011，20 (12)：1305-1311.

[4] 莫颖倩，严青，叶霜，等．未分化结缔组织病和混合性结缔组织病的诊疗规范 [J]. 中华内科杂志，2022，61 (10)：1119-1127.

第六章　神经系统疾病

第一节　癫痫

癫痫俗称"羊癫风"或"羊角风"，是多种原因引起脑部神经元高度同步化异常放电而导致的中枢神经系统功能失常。癫痫是神经系统常见疾病之一，患病率仅次于脑卒中。据统计，国内癫痫的总体患病率为7.0‰，年发病率为28.8/10万，种族患病率无明显差异。通过早期有效治疗可减少患者癫痫发作次数，提高生活质量。

【临床表现】

癫痫的临床表现丰富且各异，但都具有发作性、短暂性、重复性和刻板性的特点。异常放电神经元的位置不同及异常放电波及的范围差异，导致患者的发作形式不一，可表现为感觉、运动、意识、精神、行为、自主神经障碍或兼而有之。

单纯部分性发作一般不超过1分钟，发作开始和结束均较突然，无意识障碍。复杂部分性发作占成人癫痫的50%以上，多表现为意识模糊和自动症。全面性发作一般在发作初期就有意识障碍，以全面性强直-阵挛发作最常见。

【诊断要点】

癫痫发作时往往伴有意识障碍，因此患者病情发作时在场的家属、同伴或目击者对发作情形的详尽描述对诊断、分型、鉴别诊断、治疗药物的选择等非常重要。

脑电图是诊断癫痫最重要的辅助检查方法。如有条件，建议进行长程视频脑电图监测。神经影像学检查特别是头部MRI对癫痫的病因诊断能提供帮助。

【备孕指导】

孕前9～12个月无癫痫发作的女性有74%～92%的概率在孕期继续保持无发作状态。因此，建议近期有计划妊娠的育龄期女性癫痫患者至少9个月无发作再计划妊娠会更安全。

妊娠期间，当选择丙戊酸抗癫痫时会显著提高重大先天畸形的发生率，而且丙戊酸可提高女性月经失调或闭经及多囊卵巢综合征的发生率。因此，建议备孕时，应尽可能避免使用丙戊酸。推荐使用 FDA 妊娠安全分级为 C 级的抗癫痫药物，如奥卡西平、拉莫三嗪和左乙拉西坦。因这些抗癫痫药物具有较高的安全性，重大先天畸形的发生率与未服用抗癫痫药物的患癫痫孕妇相当。

【孕期关注重点】

妊娠期的前 12 周为孕早期，这个阶段是胚胎器官发育形成的关键时期。建议癫痫女性患者从备孕时开始每天补充叶酸，并至少持续到孕 12 周，以减少胎儿神经管畸形等致畸风险。妊娠期的第 13 周及以后，抗癫痫药物的致畸风险降低。这个阶段要关注如何更有效地预防癫痫发作。随着妊娠的进展，特别是孕中晚期，孕妇循环血容量增加、药物代谢酶活性提升等因素可能导致孕妇的抗癫痫药物血药浓度较孕前有不同程度降低，血药浓度下降是此阶段癫痫发作的主要原因。建议定期对患癫痫孕妇进行癫痫门诊随诊，以动态监测抗癫痫药物的血药浓度及评估患者癫痫发作情况，同时密切监测胎儿健康状况，及时调整药物剂量或联合治疗。

参考文献

[1] 贾建平，陈生弟. 神经病学 [M]. 8 版. 北京：人民卫生出版社，2018：349.

[2] Vajda FJ, Hitchcock A, Graham J, et al. Seizure control in antiepileptic drug-treated pregnancy [J]. Epilepsia, 2008, 49 (1)：172 - 176.

[3] Battino D, Tomson T, Bonizzoni E, et al. Seizure control and treatment changes in pregnancy：observations from the EURAP epilepsy pregnancy registry [J]. Epilepsia, 2013, 54 (9)：1621 - 1627.

[4] Morrow J, Russell A, Guthrie E, et al. Malformation risks of antiepileptic drugs in pregnancy：a prospective study from the UK Epilepsy and Pregnancy Register [J]. J Neurol Neurosurg Psychiatry, 2006, 77 (2)：193 - 198.

[5] Meador K, Reynolds MW, Crean S, et al. Pregnancy outcomes in women with epilepsy：a systematic review and meta-analysis of published pregnancy registries and cohorts [J]. Epilepsy Res, 2008, 81 (1)：1 - 13.

[6] Tomson T, Battino D, Bonizzoni E, et al. Comparative risk of major congenital malformations with eight different antiepileptic drugs：a prospective cohort study of the EURAP registry [J]. Lancet Neurol, 2018, 17 (6)：530 - 538.

[7] 中华医学会神经病学分会脑电图与癫痫学组. 中国围妊娠期女性癫痫患者管理指南 [J]. 中华神经科杂志，2021，54 (6)：539 - 544.

[8] Voinescu PE，Park S，Chen LQ，et al．Antiepileptic drug clearances during pregnancy and clinical implications for women with epilepsy［J］．Neurology，2018，91（13）：1228 - 1236.

[9] Reisinger TL，Newman M，Loring DW，et al．Antiepileptic drug clearance and seizure frequency during pregnancy in women with epilepsy［J］．Epilepsy Behav，2013，29（1）：13 - 18.

[10] 王玉平，高乐虹．重视围妊娠期癫痫患者的规范化管理［J］．中华神经科杂志，2021，54（6）：535 - 538.

第二节　脑血管疾病

脑血管疾病是脑血管病变导致脑功能障碍的一类疾病的总称。它包括血管腔闭塞或狭窄、血管破裂、血管畸形、血管壁损伤或通透性发生改变等各种脑血管病变引发的局限性或弥漫性脑功能障碍，脑血管疾病具有发病率高、致残率高、死亡率高、复发率高、并发症多等特点。

【临床表现】

脑卒中是妊娠期间一类严重的脑血管并发症，包括缺血性脑卒中和出血性脑卒中，其中脑静脉血栓形成最为常见，均以突然发病、迅速出现局限性或弥散性脑功能缺损为共同临床特征。临床表现取决于病灶的大小和部位，表现形式丰富多样，且常见症状有头痛、意识障碍、头晕、恶心、呕吐、抽搐、乏力等。

【诊断要点】

根据突然发病、迅速出现局限性或弥散性脑损害的症状和体征，临床可初步考虑脑卒中。结合脑部血管病变导致疾病的证据，如神经功能缺损符合血管分布的特点，脑 CT、MRI、MRA、DSA 等检查发现相应的病灶或相关的疾病证据，以及伴有的卒中危险因素，如高龄、高血压、心脏病、高脂血症、糖尿病和吸烟等，一般较容易做出诊断。但部分妊娠合并脑血管疾病患者并无明显症状或体征，主要依靠影像学检查进行诊断。CT 检查时间比 MRI 短，且成本低，脑出血急性期 CT 优于 MRI，但 MRI 能显示血肿演变的过程。脑血管造影 DSA 有助于显示异常血管及血管破裂的部位，是诊断脑血管疾病的金标准，但为有创性检查。颅内静脉系统血栓形成中，MRI 比 CT 的敏感性及准确性更高，且无辐射，对妊娠期颅内静脉系统血栓形成的早期诊断更有价值。

【备孕指导】

在中国人群中，女性未破裂颅内动脉瘤的患病率为 8.4%。如无禁忌，建议备孕女性完善头部 MRI+MRA 检查，全面排查有无颅内动脉瘤或颅内动静脉畸形等疾病。备孕女性需定期进行体格检查，明确是否存在高血压、糖尿病、心肌病、风湿性心脏病或瓣膜性心脏病等疾病。如发现存在上述疾病，须积极处理，严格控制血压、血糖，并要求定期随访。如经专科评估身体状况暂不适合怀孕，须告知患者及家属，避免受孕。

脑血管疾病并不是妊娠的禁忌证，在经过神经科、妇产科和母胎医学等多学科的咨询及评估后，根据患者的具体情况，可制定个体化方案。而妊娠期发生脑卒中的患者应安排在同时设有脑卒中中心和危重症产科中心的医疗机构进行诊治，并需要加强孕期胎儿监护、妊娠中期胎盘监护和妊娠晚期超声检查。分娩时机取决于母亲的状况、孕龄、胎儿状况和新生儿生存能力，应进行产前麻醉咨询并制订麻醉护理计划，在选择分娩方式时还应考虑孕妇及其家属的意愿。以最大限度保证产妇安全，促进良好结局，并且降低胎儿风险。

【孕期关注重点】

1. 缺血性脑卒中　美国心脏协会/美国卒中协会建议，妊娠中期开始使用低剂量阿司匹林的患者并无明显不良反应，并且有助于预防子痫。患有慢性高血压或既往曾患妊娠相关高血压的女性应从妊娠第 12 周开始，在控制血压的基础上服用小剂量阿司匹林直到分娩，以预防缺血性卒中。静脉注射重组组织型纤溶酶原激活物已被证实是治疗急性脑卒中最有效的手段，但由于孕产妇出血风险较大，推荐与具备急性脑卒中治疗经验的医生进行协商。在可能的情况下，应建立包括神经科、妇产科、母胎医学和介入放射学专家的跨学科医疗小组以共同制定妊娠期急性脑卒中的治疗方案，同时也应考虑患者及其家属的意愿。

2. 脑出血　治疗的首要任务是控制血压以及识别和纠正凝血疾病。应尽量将血压降至如下目标：收缩压降至 160 mmHg 以下，舒张压降至 110 mmHg 以下；然后通过药物治疗维持血压水平，使收缩压低于 140 mmHg，舒张压低于 90 mmHg。妊娠期用于控制血压的一线药物包括拉贝洛尔、甲基多巴和长效硝苯地平；血管紧张素转化酶抑制剂和血管紧张素受体阻滞剂会加大胎儿肾损伤和羊水不足的发生风险，尤其是在妊娠中期，因此这类药物不应在妊娠期使用。

在降血压治疗时，应考虑对胎盘灌注的影响，建议对母胎-胎盘-胎儿进行持续评估，以避免引发低血压或低灌注。

3. 蛛网膜下腔出血　是妊娠和产褥期少见而严重的并发症，其主要原因以动脉瘤和脑动静脉畸形最常见。脑动脉瘤破裂的风险可随着胎龄的增加而增加，在30~34周时达到峰值。妊娠相关动脉瘤性蛛网膜下腔出血，行手术治疗至关重要，对于孕前已知有高破裂风险的动脉瘤需尽早处理。妊娠期脑动静脉畸形发生出血的概率为 $3.5\%~6.5\%$，在大多数情况下，脑动静脉畸形可以保守观察到分娩后。然而，若妊娠期间发生脑动静脉畸形所致的脑出血，则建议早期手术或血管内干预。脑动静脉畸形导致的脑出血，如孕周<34周，建议于2周内积极介入治疗，术中充分给予子宫屏蔽保护，降低暴露风险，术后密切母胎监护，尽量延长孕周。如孕周≥34周，建议终止妊娠后积极介入治疗。

4. 颅内静脉系统血栓形成　是一类较少见的卒中亚型，但在孕产妇中发病率较高，好发于孕晚期以及产褥期，尤其以产褥期多见。美国心脏协会/美国卒中协会建议，对于在妊娠期发生脑静脉血栓形成的女性，应在整个妊娠期进行全量低分子量肝素抗凝。对于病情不断恶化且出现意识障碍、颅内压明显增高、静脉窦累及广泛的颅内静脉血栓，如果全身状况允许，可采用经静脉接触性溶栓、机械性碎栓或取栓、静脉窦内支架植入术的多途径联合血管内治疗。积极的抗凝治疗，大部分病情可控制并逐渐好转，亦可在严密监护下继续妊娠；但对于病情比较危重的患者，保守治疗效果不佳，应积极寻求介入治疗，不能因妊娠而延误治疗时机。

参考文献

[1] 贾建平，陈生弟. 神经病学［M］. 8版. 北京：人民卫生出版社，2018：186-187.

[2] 吴雅婷，彭斌. 妊娠相关脑血管病的研究进展［J］. 中华脑血管病杂志（电子版），2020，14（06）：322-326.

[3] 冯娜，苏春宏，印贤琴，等. 妊娠合并脑血管疾病57例临床分析［J］. 现代妇产科进展，2022，31（08）：622-625.

[4] 中国医师协会神经介入专业委员会，中国颅内动脉瘤计划研究组. 中国颅内未破裂动脉瘤诊疗指南2021［J］. 中国脑血管病杂志，2019，18（9）：634-664.

[5] Ladhani NNN，Swartz RH，Foley N，et al. Canadian Stroke Best Practice Consensus Statement：Acute Stroke Management during Pregnancy［J］. Int J Stroke，2018，13（7）：743-758.

［6］Bushnell C，McCullough LD，Awad IA，et al． Guidelines for the prevention of stroke in women：a statement for healthcare professionals from the American Heart Association/American Stroke Association ［J］． Stroke，2014，45（5）：1545 - 1588．

［7］Butlla S，Audibert F，CÔTÉ AM，et al． Hypertension Canadas 2018 Guidelines for the Management of Hypertension in Pregnancy ［J］． Can J Cardiol，2018，34（5）：526 - 531．

［8］Nernberg KA，Zarnke KB，Leung AA，et al． Hypertension Canadas 2018 guidelines for diagnosis，risk assessment，prevention，and treatment of hypertension in adults and children ［J］． Can J Cardiol，2018，34（5）：506 - 525．

［9］Zhong ZH，Ni HY，Zhu J，et al． Management of acute hemorrhage caused by cerebral arteriovenous malformation during pregnancy-case series and literature review ［J］． World Neurosurg，2021，152：688 - 699．

［10］Bousser MG，Crassard I． Cerebral venous thrombosis，pregnancy andoral contraceptives ［J］． Thromb Res，2012，130（Suppl 1）：19 - 22．

［11］张心红，王凤英． 妊娠相关颅内静脉窦血栓形成 50 例报道 ［J］． 中国临床神经外科杂志，2022，27（06）：493 - 495．

第七章 其他内科疾病

第一节 慢性肾脏病

慢性肾脏病（chronic kidney disease，CKD）的患病率逐年上升，我国 CKD 的患病率已达 10.8%，育龄期妇女 CKD 患病率为 0.1%～3%，随着糖尿病、肥胖患者的增多和受孕年龄越来越大，其患病率存在明显上升趋势。CKD 患者妊娠存在较大风险，可能导致妊娠期高血压、蛋白尿显著增加、肾功能恶化、先兆子痫、胎儿生长发育受限、死胎、早产等不良结局，因此，CKD 是公认的不良妊娠结局的危险因素。为了降低 CKD 患者妊娠的风险及并发症的发生，提高胎儿的存活率，需要肾内科及产科医生共同对 CKD 育龄妇女合理评估其妊娠风险，确定最佳的妊娠时期，稳定病情，规范药物治疗、孕前指导及妊娠管理。

【临床表现】

肾脏疾病的临床表现包括肾脏疾病本身的临床症状及肾脏功能受损引起的各系统症状，包括尿色异常、尿量异常、排尿异常、水肿、乏力等。主要表现如下。

（1）血尿 血尿分为肉眼血尿和显微镜下血尿。

（2）蛋白尿 蛋白尿常表现为尿泡沫增多。尿蛋白定性试验阳性或尿蛋白定量超过 150 mg/d。

（3）水肿 水肿是肾脏病常见的临床表现之一。肾性水肿多出现在组织疏松部位及下垂部位，如眼睑、脚踝或胫前。

（4）高血压 高血压是肾脏病常见临床表现。

（5）肾功能异常 表现为血清尿素、肌酐的升高，GFR 的下降。

【诊断要点】

CKD 的诊断标准为肾脏损害和（或）肾小球滤过率（glomerular filtration rate，GFR）下降至<60 mL/min，持续≥3 个月。肾脏损害包括肾脏结构或功能异常，出现血液、尿液成分和影像学异常，肾组织出现病理形态学改变。GFR 是评价肾功能的最优标准。但鉴于妊娠期肾脏生理变化，使用

GFR 进行 CKD 分期只适用于对 CKD 患者妊娠前的基础肾功能评估。

结合血尿、蛋白尿、水肿、高血压等临床表现及实验室检验及肾脏影像学检查，必要时可以通过肾穿刺活体组织检查以明确肾脏病变。对家族中存在类似肾脏病的 CKD 女性患者，建议完善全基因组测定，排除遗传性肾病可能。

【备孕指导】

相较于 CKD 病因，CKD 患者的肾功能状况（CKD 分期）、是否合并高血压和蛋白尿对妊娠结局的影响更大，血压越难控制、CKD 分期越晚的患者妊娠，其发生不良妊娠结局的风险越大。而在 CKD 病因中，狼疮性肾炎和糖尿病肾病等系统性疾病的影响最为显著。

CKD 患者孕前咨询对成功妊娠、减少相关并发症至关重要，有计划的妊娠相对于意外妊娠可显著防止妊娠期间疾病复发与降低发生不良妊娠结局的风险。建议有妊娠意愿的 CKD 女性进行怀孕前咨询，由产科医生和肾脏病科在内的多学科小组共同为其提供孕前指导。

鉴于对 CKD 患者妊娠风险评估，推荐 CKD 早期（1～2 期）血压控制正常、24 小时，蛋白尿定量<1 g 的患者可考虑妊娠，但仍需充分认识到妊娠的风险。

以下 CKD 患者不推荐妊娠。①CKD 处于 3～5 期患者。②高血压未控制的患者，建议暂缓妊娠，直至血压控制正常后。③伴有蛋白尿的患者，建议暂缓妊娠，直至治疗控制蛋白尿定量<1 g/24 h 至少 6 个月。④处于狼疮性肾炎活动期的患者，建议暂缓妊娠，直至疾病治疗达完全缓解状态或病情稳定接近完全缓解状态至少 6 个月。⑤伴中重度肾功能损害的糖尿病肾病患者妊娠后出现不可逆肾功能下降及进展到肾病范围蛋白尿风险高，不推荐妊娠。⑥狼疮性肾炎和糖尿病肾病等系统性疾病不适合妊娠的评估参见相关指南。遇到以上情况的 CKD 患者如仍有强烈妊娠意愿，需要肾脏病医师和高危妊娠产科医生的密切随访及 NICU 支持治疗。

受透析条件限制，我国相关指南不推荐血液透析和腹膜透析患者妊娠。

肾移植受者如病情稳定，可考虑择期妊娠。

对使用免疫抑制剂控制疾病活动、延缓肾脏病进展的 CKD 女性患者，推荐在尝试受孕前 3～6 个月停用致畸药物，包括吗替麦考酚酯、甲氨蝶呤、环磷酰胺、来氟米特等。采用最小剂量的妊娠期安全药物获得疾病的缓解，如泼尼松龙、硫唑嘌呤、环孢素、他克莫司和羟氯喹；对无须使用免疫抑制剂的患者，肾素血管紧张素系统抑制剂（RASi）是减少尿蛋白、延缓肾脏病进展的主要药物，推荐使用 RASi 直至尝试受孕；对使用 RASi 控制血压的患者，改用拉贝洛尔、硝苯地平、甲基多巴控制血压，目标血压<130～140/80～90mmHg。

对既往接受过环磷酰胺治疗的妇女尽早检查不孕情况。推荐 CKD 的妇女在接受辅助生殖之前接受孕前咨询。

对已知或疑似患有遗传性肾病的女性，建议进行遗传咨询，包括遗传风险、预后和干预选择（包括植入前遗传学诊断）。

为计划妊娠的 4 期和 5 期 CKD 女性提供透析前教育。

所有患有糖尿病肾病的妇女均应接受孕前咨询，以告知潜在的不良结局，使有机会优化血糖和控制高血压，并改善妊娠结局。

【孕期关注重点】

建议由肾脏科和产科医生组成的多学科团队管理 CKD 妊娠患者，密切随访，以及时发现疾病活动及产科并发症。肾内科至少每 4～6 周随访 1 次，可根据肾脏病的严重程度、进展加大监测频率。

1. 水肿　水肿是 CKD 妊娠妇女的主要临床表现，也是大量蛋白尿、低白蛋白血症的间接表现，如出现新发水肿，或水肿程度较孕前明显加重，需及时就诊，评估肾脏病情况。

2. 血压　定期监测血压变化，并记录在女性的医疗保健记录中。建议目标血压≤135/ 85 mmHg。对于妊娠前有高血压的 CKD 女性患者，建议妊娠期间继续接受抗高血压治疗，除非其收缩压持续<110 mmHg，或舒张压持续<70 mmHg，或出现症状性低血压。

3. 蛋白尿　定期对 CKD 女性进行妊娠期蛋白尿的定量检测，如蛋白质/肌酐（uPCR）或白蛋白/肌酐（uACR），对 24 小时尿蛋白定量不做强制检测要求。

4. 肾功能变化　建议使用血清肌酐浓度评估肾功能。因正常生理情况下，妊娠期女性肾小球滤过率（eGFR）存在明显变化，不能准确反映肾功能。

5. 监测血药浓度　如使用环孢素或他克莫司稳定病情，需定期复查血药浓度。

6. 血红蛋白水平　建议 CKD 孕妇维持血红蛋白为 100 g/L，使用红细胞生成素（EPO）和口服铁剂纠正贫血是安全的，通常需要增加剂量，静脉补充铁剂是妊娠期 B 类用药。

7. 高凝状态 对伴有大量蛋白尿和人血白蛋白低于 20 g/L 的患者应该预防血栓，对非严重肾病综合征伴其他血栓高危风险因素，如肥胖、制动、膜性肾病或血管炎的患者，也要考虑其是否存在高凝状态；如有高凝状态，可选择皮下注射低分子肝素抗凝。

参考文献

[1] 南京总医院国家肾脏疾病临床医学研究中心. 慢性肾脏病患者妊娠管理指南 [J]. 中华医学杂志，2017，46：3604 - 3611.

[2] 姚丽. 慢性肾脏病患者妊娠管理的研究进展 [J]. 中华医学信息导报，2020，07：22 - 22.

[3] Wiles K，Chappell L，Clark K，et al. Clinical practice guideline on pregnancy and renal disease [J]. BMC Nephrol，2019，20（1）：401.

第二节 病毒性肝炎

病毒性肝炎是由多种病毒引起的，以肝脏炎症和坏死病变为主的一类全身性感染性疾病。可分为由嗜肝病毒（包括甲型肝炎病毒、乙型肝炎病毒、丙型肝炎病毒、丁型肝炎病毒、戊型肝炎病毒）和非嗜肝病毒（如 EB 病毒、巨细胞病毒、腺病毒、单纯疱疹病毒等）引起的肝炎。

【临床表现】

临床上病毒性肝炎一般特指由嗜肝病毒引起的肝炎，其中甲型肝炎、戊型肝炎仅有急性肝炎；乙型肝炎、丙型肝炎是我国最常见的两种病毒性肝炎，既能引起急性肝炎，也可以引起慢性肝炎。

1. 急性肝炎 急性起病，可有畏寒发热，全身乏力，食欲减退，厌油、恶心、呕吐，上腹胀，轻度腹泻；部分患者随后可见皮肤巩膜黄染、尿黄、肝区隐痛、肝大，有叩痛和压痛，黄疸出现后全身和消化道症状即减轻；部分患者无明显临床症状，仅肝功能有轻度异常。急性肝炎患者大多在 3 个月内症状逐渐消失，肝脏大小和肝功能逐渐恢复正常。

2. 慢性肝炎 病程超过半年，主要症状有体力下降、乏力、消瘦、食欲减退、肝区不适或隐痛，体征可有面色晦暗、蜘蛛痣、肝掌、面部毛细血管扩张、肝脾大、男性乳房发育等，肝功能、凝血功能及病原学异常。

3. 肝衰竭　即重型肝炎，根据病程可分为急性肝衰竭（2周内）、亚急性肝衰竭（2～24周）、慢加急性肝衰竭、慢性肝衰竭（半年以上）。表现为极度乏力、消化道症状明显、黄疸迅速加深、凝血酶原活动度（PTA）≤40%，伴或不伴肝性脑病、肝肾综合征、消化道出血、感染等并发症。

4. 肝硬化　临床上根据曾是否出现腹水、食管胃底静脉曲张破裂出血和肝性脑病等严重并发症，将肝硬化分为代偿期及失代偿期。

【诊断要点】

主要依据流行病学资料、临床特点、常规实验室检查和特异性血清学检查结果做出明确诊断。

1. 常规实验室检查

（1）肝功能　谷丙转氨酶、谷草转氨酶、总胆红素升高，白蛋白降低。

（2）凝血功能　凝血酶原时间降低，国际标准化比值升高。

2. 特异性血清学检查

（1）甲型肝炎　抗-HAV IgM 阳性早期诊断特异性指标；抗-HAV IgG 出现于病程恢复期，是获得免疫力的标志。

（2）乙型肝炎　HBsAg 阳性是 HBV 感染的主要标志；抗-HBs 阳性是 HBV 感染患者身体恢复或注射乙肝疫苗的标志，抗-HBs>10 mIU/mL 时有保护作用；HBeAg 阳性提示有 HBV 复制；抗-HBeAg 及抗-HBc 阳性提示既往感染 HBV。HBV-DNA 是 HBV 病毒复制和传染性的直接标志，可用于 HBV 感染的诊断和疗效观察。

（3）丙型肝炎　抗-HCV 阳性提示 HCV 感染；HCV-RNA 是 HCV 复制和传染性的直接标志，可用于 HCV 感染的诊断和疗效观察。

（4）丁型肝炎　HDAg、抗-HDV 或 HDV-RNA 阳性均为确诊依据，抗-HDV IgG 可在感染终止后保持阳性多年。

（5）戊型肝炎　抗-HEV 和 HEV-RNA 阳性均为确诊依据。

【备孕指导】

对于合并病毒性肝炎的备孕期女性，应在肝病门诊完善常规检查，包括血常规、肝功能、病毒复制指标、肝胆脾 B 超、肝硬度弹性检测等，以评估是否适合妊娠。曾发生过失代偿期肝硬化的患者原则上建议不再妊娠，但是随着治疗手段的进步，早期肝硬化患者也并非妊娠禁忌证。对于乙型病毒性肝炎、丙型病毒性肝炎所致早期肝硬化，经过抗病毒治疗，部分患者的肝硬化可以得到逆转。执意妊娠者，也必须在抗病毒治疗的前提下，待肝硬化病情充分稳定后才考虑备孕，并严密监测。对于非乙型病毒性肝炎、非丙型病毒性肝炎所致的肝硬化，因为目前没有特效抗病毒治疗药物，一旦发生肝硬化失代偿，妊娠应列为禁忌。代偿期肝硬化妊娠也具有很大风险，原则上不建议妊娠。乙型病毒性肝炎、丙型病毒性肝炎所致代偿期肝硬化也必须在抗病毒治疗的前提下，待肝硬化病情稳定后再考虑备孕，并严密监测。

对于合并慢性乙型病毒性肝炎的备孕期女性，建议去肝病门诊进行评估和治疗。如果有抗病毒治疗指征需要进行抗病毒治疗者，建议使用富马酸替诺福韦二吡夫酯或者富马酸丙酚替诺福韦进行抗病毒治疗；使用恩替卡韦等其他药物抗病毒治疗过程中意外妊娠的，也可以继续妊娠，但建议换用上述药物继续抗病毒治疗。

对拟妊娠的慢性 HBV 携带者暂不进行抗病毒治疗，可以正常备孕，定期进行常规检验检查，一旦有抗病毒治疗指征，随时启动抗乙肝病毒治疗。

对于有慢性丙型病毒性肝炎的备孕期女性，建议肝病门诊就诊，先抗病毒治疗（通常治疗 3 个月即可痊愈），待丙肝病毒 RNA（HCV-RNA）转阴半年后再考虑妊娠。治疗过程中意外妊娠者，应向患者充分说明其危害，由患者自行选择是否继续妊娠；对于继续妊娠者，应嘱其定期至产科门诊检查，明确胚胎是否存在先天性畸形等情况。如妊娠期间发现丙型肝炎，可以考虑继续妊娠，分娩并停止哺乳后再进行抗病毒治疗。育龄期妇女和（或）其男性性伴侣在使用利巴韦林时，必须在用药时及停药后 6 个月内采用有效的避孕措施。

对于合并甲型病毒性肝炎、戊型病毒性肝炎的备孕期女性，这两种病毒性肝炎不会导致慢性化，也没有特效抗病毒治疗药物，只需充分休息、营养及积极护肝治疗，待肝功能稳定至少 3 个月后再考虑妊娠即可。妊娠期间发生甲型病毒性肝炎、戊型病毒性肝炎的患者，相对普通人群发生肝衰竭的概率增大，也按照上述治疗原则积极治疗。大部分患者会逐渐好转，一般无致畸风险，无须终止妊娠。对于少数发生肝衰竭倾向的患者，在积极治疗肝衰竭的同时，应由经验丰富的产科、肝病科医生商议决定是否终止妊娠，何时终止妊娠以及选择何种方式终止妊娠。

对于合并 EBV、CMV 等非嗜肝病毒感染者，通常情况下不会导致肝功能异常，可以正常备孕。正常人群中 EBV 感染者较多，也无有效抗病毒治疗药物，无须特殊处理。CMV 感染者可以经抗病毒治疗，病毒转阴后再考虑备孕。在妊娠过程中发生上述病毒感染，如果肝功能正常，无须特殊处理，抗病毒药物对胚胎有致畸作用，不建议使用。如果发生肝功能异常，建议按照上述甲肝、戊肝的处理方案进行护肝治疗。

【孕期关注重点】

对孕前没有慢性嗜肝病毒（乙肝病毒、丙肝病毒）感染的育龄期妇女建议孕前行包括血常规、乙肝五项、丙肝抗体、肝肾功能等在内的常规检查。少数孕妇妊娠中晚期可出现轻度肝功能异常（转氨酶轻度升高），如果发现肝功能异常，建议密切观察肝功能变化，推荐看肝病门诊以明确病因。

妊娠期出现肝功能异常的原因如下。①妊娠合并病毒性肝炎；②药物性肝炎，包括辅助生殖过程中常用的二甲双胍、地屈孕酮片、肝素及爱乐维等药物；③妊娠特发性肝病：肝内胆汁淤积症（ICP）、妊娠急性脂肪肝、HELLP综合征等；④脂肪肝；⑤其他原因。病因不同，其处理方式也不一样。

建议孕前合并慢性乙型肝炎的孕妇定期进行孕期检查，没有抗病毒治疗指征且HBV-DNA$\leqslant 2\times 10^5$ IU/L者继续妊娠；有抗病毒治疗指征的，应启动长期抗乙肝病毒治疗。没有抗病毒治疗指征，但是HBV-DNA$\geqslant 2\times 10^5$ IU/L者，建议从妊娠24～28周开始给予替比夫定、富马酸替诺福韦二吡夫酯或者富马酸丙酚替诺福韦进行抗病毒治疗，以阻断乙肝的母婴传播，且抗病毒药物至少坚持服用至分娩时，分娩后是否继续服用应该由经验丰富的专科医生决定。对乙肝高病毒载量的孕妇，孕期给予抗病毒治疗，分娩后及时全程注射乙肝疫苗+乙肝免疫球蛋白者，乙肝母婴传播率可降至1%以下。

参考文献

[1] 中华医学会感染病学分会. 中国乙型肝炎病毒母婴传播防治指南（2019年版）[J]. 中华临床感染病杂志，2019，12（5）：321-330.

[2] 中华医学会妇产科学分会产科学组，中华医学会围产医学分会. 乙型肝炎病毒母婴传播预防临床指南（2020）[J]. 中华妇产科杂志，2020，55（05）：291-299.

[3] 中华医学会肝病学分会，中华医学会感染病学分会. 丙型肝炎防治指南（2019年版）[J]. 中华传染病杂志，2020，38（01）：9-28.

[4] 陈紫榕. 病毒性肝炎 [M]. 3版. 北京：人民卫生出版社，2021.

第八章　精神系统疾病

第一节　抑郁障碍

抑郁障碍是各种原因引起的以心境低落为主要表现的一组症状，其情绪低落的程度不等，可以从闷闷不乐一直到悲痛欲绝，常有兴趣丧失、思维迟缓、自罪感、注意困难、性欲丧失和自杀观念，常伴有失眠、食欲减退或丧失、闭经等，并有其他认知、行为和社会功能异常，严重时甚至悲观厌世、自伤和自杀。

【临床表现】

抑郁障碍的主要症状有以下表现。

（1）核心症状　包括情绪低落、兴趣缺失、精力减退。

（2）心理症状群　主要有焦虑、自罪自责、精神病性症状如幻觉和妄想，认知症状如认知扭曲、注意力和记忆力下降；精神运动性迟缓，面部表情贫乏或缺乏表情，或激越，无目的的失控行为增多；自知力受损；自杀方面，有自杀观念和行为的占50%以上，10%～20%的患者最终死于自杀。

（3）躯体症状群　睡眠紊乱，如不易入睡、睡眠浅、早醒，早醒是特征性症状；食欲紊乱和胃肠功能紊乱，如食欲下降、胃痛胃胀；慢性疼痛，为不明原因的头疼和全身疼痛；性功能减退、性欲下降；其他非特异性症状如头昏脑涨、周身不适、肢体沉重、心慌气短等。抑郁症状常表现为晨重暮轻。

【诊断要点】

典型抑郁症状：①心境低落；②兴趣与愉悦感丧失；③劳累感日益明显和活动减少。其他症状：①集中注意力和注意的能力降低；②自我评价和自信降低；③自罪观念和无价值感；④认为前途暗淡悲观；⑤有自伤或自杀的观念和行为；⑥睡眠障碍；⑦食欲减退或增加。

抑郁发作的诊断要点如下。

1）典型症状2条及2条以上加其他症状2条以上。

2）日常工作或家务及社交活动受影响。

3）发作时间持续2周以上。

4）应排除由脑器质性疾病、躯体疾病和精神活性物质所导致的抑郁。

5）不包括发生在双相情感障碍中的抑郁状态。

抑郁障碍患者可出现幻觉、妄想等症状，但应注意与精神分裂症相鉴别。

【备孕指导】

抑郁障碍是一种常见的心理疾病，也是一种可以防治的疾病，孕前需要接受正规治疗。母亲有中至重度抑郁时，如果不治疗，其给母亲和胎儿带来的风险常常超过抗抑郁药相关风险。

对于有计划备孕的患者，或无计划备孕但已发现怀孕的抑郁患者，其指导原则如下。

（1）评估：在精神心理专科门诊进行心理状态评估，首先了解抑郁症是首次发作还是复发性的，症状和程度怎样；目前处于哪个治疗阶段，了解是否适合开始备孕；然后了解既往妊娠史。为医生提供关于治疗抉择的更多信息。

（2）选择适宜的治疗方法：目前围生期抑郁症的治疗方案包括心理治疗、药物治疗、物理治疗和其他治疗（包括运动疗法、光疗等）。

1）心理治疗：适用于轻度和中度抑郁障碍的所有备孕者。孕前期和围生期规范进行心理治疗不但能治愈抑郁障碍而且能有效防止既往抑郁障碍在孕产期的复发。对于适合停药备孕和不能停药的抑郁障碍妇女都推荐进行定期的心理治疗或心理咨询。

2）药物治疗：若状态良好或复发风险低，应该考虑停药后备孕，坚持心理治疗；对于患严重疾病或复发风险高的女性，不宜停药。有研究显示，孕期停抗抑郁药的患者有68％复发，而继续服药者复发率为26％。抗抑郁药总体来讲是安全性较高的药物，而不是主要的致畸因素。建议不方便获得心理治疗的备孕或孕期的中、重度抑郁障碍患者最好开始或继续抗抑郁药物治疗。起始治疗和维持治疗阶段尽可能使用单药治疗并采用最低有效剂量。最常用的是选择性5-羟色胺再摄取抑制剂（SSRIs）（帕罗西汀除外）。目前研究数据支持某些抗抑郁药的孕期安全性，经验最多的是舍曲林、西酞普兰、氟西汀、阿米替林、米氮平等。欧洲多个临床实践指南均推荐舍曲林和西酞普兰为产前抑郁患者的首选抗抑郁药。5-羟色胺去甲肾上腺素再摄取抑制剂（SNRI）类药物和米氮平可能与发生自然流产有关。妊娠后期使用SSRI类药物可能与产后出血、新生儿肺动脉高压、呼吸窘迫及新生儿行为综合征有关。

3）物理治疗：如电休克治疗等，特点是起效快，安全性好。病情需要时孕期亦可安全应用。

【孕期关注要点】

1. 遵从医嘱，切勿自行随意停止药物及心理治疗。

2. 密切关注心理、躯体症状变化，如有特殊变化，应及时就诊。

3. 定期到精神心理专科进行心理状态及药物治疗反应评估，在医生的指导下动态调整心理治疗的频率和（或）药物剂量。

4. 若妊娠后期使用抗抑郁药，可能加大新生儿持续肺动脉高压的风险，产科及新生儿科医生应注意监测，及时防治。

5. 母亲孕期服抗抑郁药的新生儿出生后可能出现停药症状，如兴奋、易激惹，甚至呼吸窘迫和抽搐。防治方法：对于出现停药症状的新生儿，如果母亲产后需持续药物治疗，则给予新生儿继续母乳喂养，然后通过混合喂养断奶，有助于消除新生儿停药症状。

参考文献

[1] 姚树桥，杨艳杰. 医学心理学 [M]. 7版. 北京：人民卫生出版社，2018：139.

[2] 世界卫生组织. ICD-10精神与行为障碍分类 [M]. 范肖冬，等，译. 北京：人民卫生出版社，1993：97-100.

[3] 理解DSM-5精神障碍/美国精神医学学会 [M]. 夏雅俐，（美）张道龙，译. 北京：北京大学出版社，2016，5：53-55.

[4] David Taylor. Maudsley精神科处方指南 [M]. 12版. 司天梅，译. 北京：人民卫生出版社，2017：104.

[5] 中华医学会妇产科学分会产科学组. 围产期抑郁症筛查与诊治专家共识 [J]. 中华妇产科杂志，2021，08：521-527.

[6] Huybrechts KF，Palmsten K，Avorn J，et al. Antidepressant use in pregnancy and the risk of cardiac defects [J]. N Engl J Med，2014，371 (12)：1167.

[7] Ross LE，Grigoriadis S，Mamisashvili L，et al. Selected pregnancy and delivery outcomes after exposure to antidepressant medication：a systematic review and meta-analysis [J]. JAMA Psychiatry，2013，70 (4)：436-443.

第二节　焦虑障碍

焦虑障碍是一组以焦虑症状群为主要临床相的精神障碍的总称。焦虑障碍的特点是过度恐惧和焦虑，以及相关的行为障碍。恐惧是指面临具体不利的或危险的处境时出现的焦虑反应，焦虑是指缺乏相应的客观因素下出现内心极度不安的期待状态，伴有紧张不安和自主神经功能失调症状。在我国较为常见，终生患病率为 7.6‰。根据 ICD-11 和 DSM-5 的疾病分类，目前的焦虑障碍包括以下内容。①广泛性焦虑障碍；②惊恐障碍；③场所恐惧症；④社交焦虑障碍；⑤特定恐惧障碍；⑥分离性焦虑障碍；⑦选择性缄默；⑧其他药物或躯体疾病所致焦虑障碍。焦虑障碍可发生于各个年龄段，通常起病于儿童期或少年期，到成年期就诊。焦虑障碍有性别差异，女性患者是男性的 2 倍。相关研究发现，焦虑障碍的共病率很高，可以同时共病 1 种或多种精神障碍。

【临床表现】

焦虑障碍的临床表现为焦虑症状群，包括精神症状和躯体症状。精神症状表现为焦虑、担忧、害怕、恐惧、紧张不安；躯体症状表现为心慌、胸闷、气短、口干、出汗、肌紧张性震颤、颜面潮红、苍白等自主神经功能紊乱症状。

【诊断要点】

目前主要依据焦虑的临床症状群和病程来确定特定的焦虑障碍。在诊断焦虑障碍前，应做相应的实验室检查以排除躯体疾病。部分躯体疾病可以出现焦虑症状，如二尖瓣脱垂、甲状腺功能亢进等。常规的实验室及辅助检查包括心电图、心脏彩超、甲状腺功能检查、肾脏 B 超、头颅磁共振等。焦虑症状存在与否及严重程度可通过焦虑症状的评估量表来评定。常用的焦虑症状评估量表包括：广泛性焦虑障碍量表（GAD-7）、焦虑自评量表（SAS）、汉密尔顿焦虑量表（HAMA）。

【备孕指导】

如果焦虑障碍患者想要怀孕，开始尝试前需要告知精神心理专科医生，接受医生的病情评估及专业建议，经过专业评估，方可在病情稳定的状态下考虑怀孕。若此类疾病不治疗或未经充分治疗，会导致孕期遭受痛苦，还可能产生许多严重后果，例如对产前保健依从性差、营养不良、物质滥用或母婴关系受干扰。

理想状态下，患者应等到心境正常后再尝试受孕，这可能需要 6~12 个月。服用抗焦虑的药物可能对胎儿和新生儿造成影响。对于已接受药物治疗且至少持续 6 个月只有轻微症状或无症状的女性，可以考虑逐渐减量至停药（如每 1~2 周药物减量 25%）。一些女性可能获益于心理治疗。

对于有自杀意念史或严重的焦虑障碍者，通常不建议停止药物治疗，可经专科医生风险评估，再选择对胎儿影响较小的药物。

【孕期关注重点】

在孕期出现焦虑障碍及睡眠障碍的患者，建议定期去精神心理专科接受医生的病情评估及专业建议。

孕期焦虑障碍首选有肯定疗效的心理治疗方法，可用认知行为疗法、支持性心理治疗等。在药物的选择上，推荐使用新型抗抑郁药，如舍曲林等；对伴有失眠者，可用曲唑酮、米氮平等具有镇静作用的抗抑郁药，也可用唑吡坦、扎来普隆等非苯二氮䓬类抗焦虑药做短期治疗，必要时考虑奥氮平、喹硫平等非典型抗精神病药。通常不推荐使用苯二氮䓬类药物治疗，属 X 级的苯二氮䓬类（如艾司唑仑、三唑仑）在孕期禁用；若权衡利弊需使用，可使用属 D 级的苯二氮䓬类药物，剂量应尽可能小，时间应尽可能短。如早孕期不慎使用了这类药物，并不需要终止妊娠，在孕 16～18 周时应做 B 型超声检查；如孕中晚期服用苯二氮䓬类药物，在分娩前 1 个月开始应逐渐减量或停药，以免新生儿出现戒断症状，但撤药速度必须缓慢，否则孕妇出现撤药反应或戒断症状可致早产。

参考文献

［1］国家卫生健康委医政医管局. 精神障碍诊疗规范［M］. 北京：人民卫生出版社，2020：174-176.

［2］陆林. 沈渔邨精神病学［M］. 6 版. 北京：人民卫生出版社，2021：423-427.

［3］Kogan C S, Dan J S, Maj M, et al. The Classification of Anxiety and Fear-Related Disorders in the ICD—11［J］. Depress4on and Anxiety，2016，33（12）：1141-1154.

［4］Wikner BN, Stiller CO, Bergman U, et al. Use of benzodiazepines and benzodiazepine receptor agonists during pregnancy：neonatal outcome and congenital malformations［J］. Pharmacoepidemiol Drug Saf，2007，16：1203.

［5］Einarson A, Boskovic R. Use and safety of antipsychotic drugs during pregnancy［J］. J Psychiatr Pract，2009，15：183.

第三节　双相障碍

双相障碍是一种心境障碍，特征为躁狂发作、轻躁狂发作和重性抑郁发作。双相障碍的亚型包括双相Ⅰ型和双相Ⅱ型。双相障碍具有高患病率、高复发率、高致残率、高自杀率、高共病率、低龄化和慢性化等特点，首次发作常在 20 岁之前，终身患病率为 1.5%～6.4%。

【临床表现】

双相障碍患者表现为躁狂、轻躁狂、重性抑郁或混合特征。

（1）躁狂　以情绪高涨、易激惹、自大为特征的极端心境状态，不同心境状态之间快速改变；活动增多或主观体验到精力旺盛。同时，有数条与患者一贯行为方式或主观体验不同的其他临床症状：更健谈或言语急迫；意念飘忽、联想加快或思维奔逸；过度自信或夸大，在伴有精神病性症状的躁狂患者中，可表现为夸大妄想；睡眠需要减少；注意力分散；冲动或鲁莽行为；性欲增强，社交活动或目的指向性活动增多等。轻躁狂：发作的特征为与躁狂类似但程度更轻的心境、精力、活动、行为、睡眠和认知改变。

（2）重性抑郁　重性抑郁发作包括有临床意义的心境、行为、精力、睡眠和认知的改变。发作强度差异很大。与单相重性抑郁相似。

（3）混合特征　双向躁狂、轻躁狂和重性抑郁的发作可伴有反相症状，这称为伴混合特征的心境发作，例如伴混合特征的重要性抑郁或伴混合特征的轻躁狂。

【诊断要点】

双相障碍包括 4 种情感发作类型：躁狂、轻躁狂、混合、抑郁发作。4 种情感发作的诊断要点如下。

（1）躁狂发作：至少 1 周内几乎每天的大部分时间存在上述躁狂症状。

（2）轻躁狂发作：症状与躁狂发作一致，与躁狂发作的鉴别点包括：①不伴精神病性症状；②不伴社会功能严重损害；③不需要住院治疗，轻躁狂的病程标准在 ICD-11 中为"数日"，DSM-5 则明确为"4 天"。

（3）混合发作：至少 1 周内每天的大多数时间里，躁狂症状与抑郁症状均存在且均突出，或躁狂症状与抑郁症状两者快速转换。

（4）抑郁发作：双相障碍抑郁发作的 ICD-11 诊断要点同抑郁障碍的 ICO-11。

将双相障碍主要分为双相障碍Ⅰ型、双相障碍Ⅱ型和环性心境障碍。双相障碍Ⅰ型的诊断要点为至少符合 1 次躁狂发作或混合发作标准之要点。双相障碍Ⅱ型的诊断要点包括：①病程中至少出现 1 次轻躁狂发作和 1 次抑郁发作；②不符合躁狂或混合发作的诊断标准。环性心境障碍的诊断要点包括：

长期（≥2 年）心境不稳定，表现为处于大量轻躁狂期和抑郁期；轻躁狂期的严重程度或病程可能满足或不满足诊断要求，抑郁期的严重程度和病程不满足诊断要求；从未出现稳定的缓解期（持续时间≥2 个月）；无躁狂发作或混合发作史。

【备孕指导】

双相障碍病因研究中主要的危险因素是遗传因素，双相情感障碍具有明显的家族聚集性，其遗传倾向较精神分裂症更为突出。遗传倾向调查发现，双相情感障碍的遗传度高达 80％，较之抑郁症（40％）高许多。

备孕前需由精神心理专科医生进行专业评估。双相情感障碍复发心境发作风险高患者需孕前和孕期持续用药，可换用对胎儿危害性较小的药物。对于轻度终身病程的患者，可以考虑在妊娠期尝试停药。临床医生应当评估当前的各种症状，包括躁狂、轻躁狂和重性抑郁；既往心境发作的次数，特别是过去 2～5 年间的发作次数；精神病性特征［妄想和（或）幻觉］的病史；以及自杀和杀人的意念和行为。应鼓励双相障碍患者推迟妊娠，直至其病情稳定，并且妊娠之前心境正常的持续时间较长（如≥2 年），其效果更好。

备孕时临床医生要和患者的重要关系人积极探讨孕期可能存在的风险，如擅自停药可能会导致病情复发，应当给患者提供充足的社会及家庭支持环境，以获得最好的结局。

【孕期关注重点】

双相障碍在孕期复发率较高，需要定期到精神心理专科进行评估。整体而言，双相障碍的治疗药物均有可能对胎儿及新生儿产生影响，有可能增大早产及致畸风险，一般妊娠期应避免使用锂盐（D 级）、丙戊酸盐（D 级）和卡马西平（D 级）。

对社会支持良好且间歇期较长的躁狂症或双相Ⅱ型患者，可通过早孕期适当尝试（畸形风险最大的时期）减量或停用锂盐和孕晚期停药来避免药物产后所产生的影响，或者通过整个妊娠期内停药以减少任何药物所产生的相关影响；对频繁发作或缓解不彻底的双相障碍患者不宜停用锂盐，否则病情迅速复发。

如在早孕期已服用锂盐，孕 16～18 周时应进行胎儿心脏检查。建议对母体血清中锂的水平每月检查 1 次；在妊娠最后一个月应每周检查 1 次；在分娩前每 2 天 1 次。应少盐饮食和避免服用利尿剂。应对胎儿进行详细的心脏超声波心动图检查，以控制羊水过多。临近预产期要调整药物剂量，分娩后要立即恢复以前剂量。还需控制产妇和胎儿甲状腺功能亢进以及新生儿的中毒症状。

在锂盐药物、其他精神药物和抗癫剂无效的情况下，才能对妊娠期的双相性情感障碍患者使用丙戊酸盐和卡马西平。丙戊酸盐、卡马西平和拉莫三嗪的致畸机制可能与药物致叶酸缺乏有关，建议从可能妊娠或孕前至少 3 个月开始，增补叶酸 0.8~1.0 mg/d，直至妊娠满 3 个月。

丙戊酸盐致畸率高，在孕期相对禁忌。在药物选择上，拉莫三嗪可用于双相障碍患者孕期的维持治疗。美国国家卫生与临床优化研究所（NICE）建议抗精神病药可替代心境稳定剂，尤其是非典型抗精神病药物可单独使用或合用心境稳定剂。

产后双相障碍的复发率较高，分娩后 48 小时内开始服用锂盐，复发率可显著降低，但不能母乳喂养。对于进行药物治疗的双相重性抑郁妊娠患者，建议同时给予辅助性心理治疗，以减轻心理压力。ECT 致畸风险小于药物，必要时可考虑使用。

参考文献

[1] 国家卫生健康委医政医管局. 精神障碍诊疗规范 [M]. 北京：人民卫生出版社，2020：139-142.

[2] 陆林. 沈渔邨精神病学 [M]. 6 版. 北京：人民卫生出版社，2021：346-347.

[3] Strakowski S. Bipolar disorders in ICD-11 [J]. World psychiatry：official journal of the World Psychiatric Association (WPA), 2012, 11：31-36.

[4] Phillips M L, Kupfer D J. Bipolar Disorder 2-Bipolar disorder diagnosis：Challenges and future directions [J]. The Lancet, 2013, 381 (9878)：1663-1671.

[5] Goodwin FK, Jamison KR. Manic-Depressive Illness：Bipolar Disorders and Recurrent Depression [M]. 2nd edition, New York：Oxford University Press, 2007.

[6] Mitchell PB, Loo CK, Gould BM. Diagnosis and monitoring of bipolar disorder in general practice [J]. Med J Aust, 2010, 193 (S4)：10-13.

[7] Yonkers KA, Wisner KL, Stowe Z, et al. Management of bipolar disorder during pregnancy and the postpartum period [J]. Am J Psychiatry, 2004, 161 (4)：608-620.

[8] Viguera AC, Whitfield T, Baldessarini RJ, et al. Risk of recurrence in women with bipolar disorder during pregnancy：prospective study of mood stabilizer discontinuation [J]. Am J Psychiatry, 2007, 164 (12)：1817-1824.

[9] Newport DJ, Stowe ZN, Viguera AC, et al. Lamotrigine in bipolar disorder：efficacy

during pregnancy [J]. Bipolar Disord, 2008, 10 (3): 432 - 436.

[10] Sharma V, Sharma P, Sharma S. Managing bipolar disorder during pregnancy and the postpartum period: a critical review of current practice [J]. Expert Rev Neurother, 2020, 20 (4): 373 - 383.

第四节　精神分裂症

精神分裂症是一组病因未明的严重精神疾病。多起病于青壮年，常有知觉、思维、情感和行为等方面的障碍，一般无意识及智能障碍。病程多迁延，反复发作恶化会导致精神残疾，给患者、家属及社会带来沉重负担。我国精神分裂症及其他精神病性障碍的加权终身患病率为 7.46‰，目前认为该病是脑功能失调的一种神经发育性障碍，复杂的遗传、生物及环境因素的相互作用导致该疾病的发生。WHO 将其列入前 10 种促成全球疾病负担的疾病。

【临床表现】

大多数精神分裂症患者初次发病的年龄为青春期至 30 岁，临床表现复杂。除意识障碍和智能障碍少见外，可见各种精神症状，主要是多种精神心理过程的紊乱。

（1）思维障碍　在精神分裂症的众多症状中，思维障碍是最主要、最本质的症状，往往导致患者认知、情感、意志和行为等精神活动的不协调与脱离现实，即所谓"精神活动分裂"。患者丧失了支配感，感到自己的躯体运动、思维活动、情感活动、冲动受他人或受外界控制。

（2）感知觉障碍　最突出的是幻觉，以言语性幻听最为常见。精神分裂症的幻听内容可以是争论性的或评论性的，也可以是命令性的。幻听有时以思维鸣响的方式表现出来。

（3）情感障碍　主要表现为情感迟钝或平淡。情感平淡并不仅仅以表情呆板、缺乏变化为表现，患者同时还有自发动作减少、缺乏肢体语言。抑郁与焦虑情绪在精神分裂症患者中也并不少见，有时可导致诊断困难。

（4）意志行为异常　患者的活动减少，缺乏主动性，行为变得孤僻、被动、退缩（意志减退）。患者在工作、学业、料理家务等方面有很大困难，往往对自己的前途毫不关心、没有任何打算，或者虽有计划，却从不实施。

（5）紧张症　有些精神分裂症患者的行为活动异常表现为紧张综合征，因全身肌张力增高而命名，包括紧张性木僵和紧张性兴奋两种状态，两者可交替出现。患者还可表现出被动性顺从与违拗。近年来国际学术界将这一综合征和心境障碍、物质中毒等出现的紧张综合征汇总为一个独立的疾病亚类，统称为紧张症。

【诊断要点】

精神分裂症的主要特征为现实检验能力的显著损害及行为异常改变。临床上表现为阳性症状群、阴性症状群、意志行为异常。精神分裂症须在系统评估基础上依据 ICD-10 标准进行诊断，临床分型为首次发作、反复发作和持续性。患者应具有 2 项以上特征性精神病性症状。症状必须持续至少 1 个月，且不能归因于其他疾病（如脑肿瘤），也不是物质滥用或药物（如皮质类固醇）作用于中枢神经系统的结果，包括戒断反应（如酒精戒断），才考虑诊断为精神分裂症。根据既往病程确定患者为首次发作、反复发作还是持续性精神分裂症。

【备孕指导】

精神分裂症患者备孕时常常关注疾病是否会遗传给孩子，近期的研究结果显示：精神分裂症的一级亲属精神分裂症的患病率为 1.4% ～ 16.2%，而健康对照组的患病率为 0.2% ～ 1.1%，患者亲属患病率明显高于群体患病率，且亲缘关系越近，患病风险越大。但某种疾病在家族中聚集的现象除了取决于遗传因素，也取决于共同的环境因素与家族教养传递。

精神分裂症患者备孕前需由精神心理专科医生进行病情评估，可在病情稳定的状态下考虑怀孕。患者妊娠期是否使用精神类药物，必须综合考虑。孕前或孕期停药的患者往往会出现严重症状，应在专科医生的指导下使用药物。

【孕期关注重点】

精神分裂症患者孕期需定期去精神心理专科评估病情。孕期治疗急性或慢性精神疾病，可以使用吩噻嗪、氟哌利多醇、非典型精神治疗药物。使用其他的精神治疗药物并不意味着需要终止妊娠，但是需要对胎儿的生长发育情况进行详细的超声检测，使用丁酰苯类要额外关注胎儿的四肢发育情况。若孕妇在服用非典型精神药物时，表现出稳定、较好的精神状态，不建议更换药物，以防病情恶化。

孕期出现病情复发或妊娠期并发症时，需精神科和产科共同管理，为患者提供充足的社会心理支持。孕期用药的患者所生新生儿需观察是否出现新生儿适应不良综合征（PNAS）。服用吩噻嗪类药物患者还需额外注意其锥体外系反应和戒断症状。在临床病程允许的情况下，可以同患者协商在分娩前减小剂量甚至中断治疗，以免新生儿出现适应性紊乱，分娩后应立即恢复到原剂量。

新生儿适应不良综合征（PNAS）：

PNAS的症状倾向于出生后48小时内出现，通常持续时间短暂（平均3天），最多不超过出生后4周。症状如下。

（1）失眠。

（2）烦乱、战栗或颤抖。

（3）语气改变。

（4）躁动或敏感。

（5）喂养困难、呕吐或腹泻。

（6）温度控制失调。

（7）呼吸急促、呼吸窘迫、鼻塞或发绀（罕见）。

（8）惊厥（罕见）。

参考文献

[1] Janca A，TB Üstün，Early T S，et al. The ICD－10 Symptom Checklist：a companion to the ICD－10 Classification of Mental and Behavioural Disorders ［J］. 1993，28（5）：239－242.

[2] 国家卫生健康委医政医管局. 精神障碍诊疗规范 ［M］. 北京：人民卫生出版社，2020：115－119.

[3] 陆林. 沈渔邨精神病学 ［M］. 6版. 北京：人民卫生出版社，2021：302－303.

[4] Larsen E R，Damkier P，Pedersen L H，et al. Use of psychotropic drugs during pregnancy and breast-feeding ［J］. Acta Psychiatrica Scandinavica Supplementum，2015，132：1－28.

[5] Huybrechts KF，Hernández-Díaz S，Patorno E，et al. Antipsychotic Use in Pregnancy and the Risk for Congenital Malformations ［J］. JAMA Psychiatry，2016，73：938.

[6] Ferreira E，Carceller A M，Agogue C，et al. Effects of selective serotonin reuptake inhibitors and venlafaxine during pregnancy in term and preterm neonates ［J］. Pediatrics，2007，119（1）：52－59.

第九章　妇科疾病

第一节　子宫肌瘤

子宫肌瘤是子宫平滑肌组织增生而形成的良性肿瘤，是女性最常见的良性肿瘤。子宫肌瘤的发病率难以准确统计，估计育龄期妇女的患病率可达25％，根据尸体解剖统计的发病率可达50％以上。子宫肌瘤按肌瘤生长部位分，可分为宫体肌瘤（90％）和宫颈肌瘤（10％）；按肌瘤与子宫肌壁的关系分，可分为肌壁间肌瘤（60％～70％）、浆膜下肌瘤（20％）和黏膜下肌瘤（10％～15％）。

【临床表现】

子宫肌瘤多无明显症状，仅在体检时偶然发现。症状与肌瘤部位、有无变性相关，而与肌瘤大小、数目关系不大。常见症状有月经量增多及经期延长、下腹包块、白带增多，肌瘤增大压迫膀胱和直肠时，可出现尿频、尿急、尿潴留、便秘等，红色变性、浆膜下肌瘤蒂扭转及黏膜下肌瘤由宫腔向外排出时可引起腹痛。黏膜下肌瘤和引起宫腔变形的肌壁间肌瘤可引起不孕和流产，月经量过多可引起贫血。超声检查是常用、准确的辅助诊断手段。手术是最有效的治疗方法，适用于有症状或疑有肉瘤变者。

【诊断要点】

根据病史、体征和超声检查，诊断多无困难。超声检查能区分子宫肌瘤与其他盆腔肿块。磁共振检查可准确判断肌瘤大小、数目和位置。若有需要，还可选择宫腔镜、腹腔镜、子宫输卵管造影等协助诊断。子宫肌瘤应与下列疾病相鉴别。

（1）妊娠子宫　肌瘤囊性变时质地较软，应注意与妊娠子宫相鉴别。妊娠者有停经史及早孕反应，子宫随停经月份增大变软，借助尿或血 HCG 测定、超声检查可确诊。

（2）卵巢肿瘤　多无月经改变，肿块多呈囊性，位于子宫一侧。注意实质性卵巢肿瘤应与带蒂浆膜下肌瘤相鉴别，肌瘤囊性变与卵巢囊肿相鉴别。注意肿块与子宫的关系，可借助超声检查协助诊断，必要时行腹腔镜检查可明确诊断。

（3）子宫腺肌病　可有子宫增大、月经增多等。局限型子宫腺肌病类似子宫肌壁间肌瘤，质硬但子宫腺肌病继发性痛经明显，子宫多呈均匀增大，较少超过 3 个月妊娠子宫大小。超声检查及外周 CA125 检测有助于诊断。但有时两者可以并存。

（4）子宫恶性肿瘤　子宫肉瘤、子宫内膜癌、子宫颈癌。可借助超声检查、宫颈脱落细胞学检查、HPV 检测、宫颈活体组织检查、颈管搔刮等以确诊。

【备孕指导】

有生育要求的子宫肌瘤妇女备孕指导，应根据个体化的原则，主要依据子宫肌瘤的大小、生长部位、数目及对妊娠、分娩的可能影响综合考虑。

浆膜下肌瘤对受孕及分娩影响不明显，但带蒂的浆膜下肌瘤随妊娠子宫的增大可发生扭转，可在孕前手术切除；子宫黏膜下肌瘤影响宫腔形态，不利于受孕，妊娠后也容易引起流产，宜在孕前行宫腔镜下肌瘤切除。肌壁间肌瘤对生育的影响不明确，即使有也较小，有一定的证据不主张对不明原因不孕女性切除肌壁间肌瘤（宫腔镜证实内膜完整）。而不论其大小如何，若需手术，应权衡肌瘤切除的利弊，并根据肌壁间肌瘤的特点给予个体化的处理，肌壁间肌瘤有明显临床症状或子宫峡部肌瘤，对妊娠产生的影响较大，妊娠后容易并发肌瘤变性或分娩时形成产道梗阻，建议在孕前手术剔除；有流产及早产病史的肌瘤患者，多数学者主张宜孕前行肌瘤剔除术；有生育要求的子宫肌瘤患者禁忌行子宫动脉栓塞治疗。

对于子宫肌瘤体积较大（单个或多个），有临床症状（贫血或压迫等）或不孕或流产、早产除外其他病因者，可先行选择性孕激素受体调节剂（SPRMs）或 GnRH-a 2 个周期治疗，如肌瘤体积缩小，临床症状缓解，宫腔形态恢复，可尝试自然受孕或体外受精（IVF），反之则行子宫肌瘤剔除术。

子宫肌瘤剔除术可开腹或腹腔镜下进行。子宫肌瘤剔除术后妊娠的时机需综合考虑术前肌瘤的大小、数目及部位，手术时剖开子宫肌层的深浅、切口大小、剔除肌瘤的数目、是否临近或已达宫腔以及术后的恢复情况、有无感染等诸多因素。IVF-ET 前是否先做肌瘤切除术，尚无统一意见。

【孕期关注重点】

子宫肌瘤患者孕期应加强母儿监护。孕期最常见的子宫肌瘤相关的症状是腹痛，通常由子宫肌瘤红色变性引起，发生率约为 10%。

子宫肌瘤合并妊娠属于高危妊娠，可对妊娠各时期、分娩期和产褥期产生一系列不良影响，最常见为流产。发生流产的原因是子宫肌瘤影响受精卵着床、子宫内膜供血、宫腔形态改变、机械性压迫以及提高子宫兴奋性和子宫平滑肌收缩力。如子宫体部肌瘤较大，可使胎儿宫内生长发育迟缓、胎盘低置、前置胎盘等，生长位置较低的肌瘤可使产道梗阻、胎位异常、胎先露下降困难、胎膜早破，从而出现难产，剖宫产率、新生儿窒息率、围产儿死亡率上升。如肌瘤较大且位置偏于子宫一侧，可在妊娠期发生子宫扭转，较为罕见。肌瘤也可引起子宫平滑肌收缩乏力，导致产程延长，产后出血。由于妊娠、分娩、产后子宫肌瘤周围环境的改变，血流发生障碍，可引起一些不良反应，如透明样变、囊性变及红色样变等，一般采用保守治疗，不做手术，几乎都能缓解。如出现浆膜下肌瘤蒂扭转保守治疗无效、肌瘤嵌顿影响继续妊娠、肌瘤压迫邻近器官出现严重症状，都应手术治疗。

参考文献

[1] 谢幸，孔北华，段涛. 妇产科学 [M]. 9 版. 北京：人民卫生出版社，2018.

[2] 国家卫生健康委员会妇幼健康服务司，全国妇幼卫生监测办公室. 再生育咨询指南 [M]. 北京：中国人口出版社，2017.

[3] 子宫肌瘤的诊治中国专家共识专家组. 子宫肌瘤的诊治中国专家共识 [J]. 中华妇产科杂志，2017，52 (12)：793 - 800.

[4] 常悦，钱景锋，高丽军，等. 有生育要求的子宫肌瘤患者的治疗进展 [J]. 实用妇产科杂志，2018，03：186 - 189.

第二节　子宫内膜异位症

子宫内膜异位症（endometriosis，EMT），简称内异症，是指子宫内膜组织（腺体和间质）在子宫腔被覆内膜及子宫以外的部位出现、生长、浸润、反复出血，继而引发疼痛、不孕及结节或包块等，是育龄期妇女常见病。临床病理类型有腹膜型内异症或腹膜内异症、卵巢型内异症或卵巢子宫内膜异位囊肿、深部浸润型内异症（DIE）以及其他部位的内异症（包括瘢痕内异症以及其他少见的远处内异症，如肺、胸膜等部位）。在育龄妇女中 EMT 的发病率约 10%，在慢性盆腔疼痛及痛经患者中的发病率为 20%～90%。25%～35% 的不孕患者与 EMT 有关，妇科手术中有 5%～15% 患者被发现有 EMT。

【临床特点】

异位内膜可侵犯全身任何部位，但绝大多数内异症病灶位于盆腔脏器和壁腹膜，以卵巢宫骶韧带最多见。主要症状为下腹痛与痛经、不孕及性交不适，EMT 囊肿破裂会引起急腹症。腹腔镜检查是确诊盆腔内异症的标准方法，病理检查阴性不能排除 EMT 诊断。

【诊断要点】

生育期女性有继发性痛经且进行性加重、不孕或慢性盆腔痛，妇科检查扪及与子宫相连的囊性包块或盆腔内有触痛性结节，即可初步诊断为子宫内膜异位症。但临床上常需借助下列辅助检查以明确诊断：行腹腔镜检查的盆腔内可见病灶和病灶的活体组织病理检查是确诊依据，但病理学检查结果阴性并不能排除内异症的诊断。

（1）影像学检查　超声检查是诊断卵巢异位囊肿和膀胱、直肠内异症的重要方法，可确定异位囊肿位置、大小和形状，其诊断敏感性和特异性均在 96％以上。囊肿呈圆形或椭圆形，与周围特别是与宫腔粘连，囊壁厚而粗糙，囊内有细小的絮状光点。因囊肿回声图像无特异性，不能单纯依靠超声图像确诊。盆腔 CT 及磁共振对盆腔内异症有诊断价值，但费用昂贵，不作为首选诊断方法。

（2）血清 CA125 和人附睾蛋白 4（HE4）　测定血清 CA125 水平可能升高，重症患者更为明显但变化范围很大，多用于重度内异症和疑有深部异位病灶者。但 CA125 在其他疾病如卵巢癌、盆腔炎性疾病中也可以出现升高，CA125 诊断内异症的敏感性和特异性均较低，不作为独立的诊断依据。

（3）腹腔镜检查是目前国际公认的内异症诊断的最佳方法，除了阴道或其他部位可直视的病变，腹腔镜检查是确诊盆腔内异症的标准方法。下列情况应首选腹腔镜检查：疑为内异症的不孕症患者，妇科检查及超声检查无阳性发现的慢性腹痛及痛经进行性加重者，有症状特别是血清 CA125 水平升高者。

【备孕指导】

对 EMT 患者生育的指导建议及治疗取决于其年龄、不孕持续的时间、EMT 的期别、卵巢输卵管受累情况、既往治疗情况，还要考虑到患者对疾病的态度、生育渴望度、治疗费用、经济状况和所期待的结果，单纯药物治疗对自然妊娠无效。

EMT 和生育能力减退之间的关系已被广泛接受，40％～50％的 EMT 患者并发不孕症，也有报道在不孕妇女中 EMT 发病率是正常妇女的 6～8 倍，10%～25% 的 EMT 合并不孕症的患者接受了辅助生殖技术治疗。

药物治疗不能改善 I～II 期 EMT 患者的生育力，对于接受体外受精（IVF）的 IV 期 EMT 的患者，使用促性腺激素释放激素激动剂（GnRH-a）治疗 3～6 个疗程或 6～8 周口服避孕药可增大受孕概率。手术能提高 I～II 期 EMT 患者术后妊娠率，但不能改善 III～IV 期 EMT 患者术后生育力。卵巢子宫内膜异位囊肿剔除手术有造成术后卵巢储备功能降低的可能，术前应全面评估手术对卵巢储备功能的影响。对于 EMT 术后复发的患者，再次手术几乎不提高生育能力，对这些患者建议直接行辅助生殖技术治疗。卵巢子宫内膜异位囊肿反复手术可能进一步降低卵巢储备功能，有卵巢功能早衰的风险。

对于内异症相关不孕的患者，首先应按照不孕症的诊疗路径进行全面的不孕症检查。对于卵巢储备功能低下者，应首选 IVF/ICSI 治疗；对于丈夫精液质量差、复发型内异症、深部浸润型内异症（疼痛不明显）者，其自然妊娠概率很低，应选择 3～6 个月 GnRH-a 治疗后行 IVF-ET 助孕；对于美国生殖医学学会（ASRM）分期为 I 期及 II 期的轻度患者，首选手术治疗，术后试孕半年，试孕过程中，可以辅助 3～4 个治疗周期的诱发排卵治疗加人工授精技术助孕；若未妊娠或发现内异症复发，则应积极予以 IVF-ET 助孕。

【孕期关注重点】

国内的一项关于子宫内膜异位症与不良妊娠结局的 Meta 分析表明：内异症患者不良妊娠结局风险是显著上升的，其中包括妊娠期高血压疾病、前置胎盘、胎盘早剥、产后出血、早产等多种不良妊娠结局的发病风险。故应重视产检监测，多做相关检查，对孕期的实际情况进行全面分析，特别注意妊娠期阴道流血等症状，以尽早干预。

参考文献

[1] 孙金莉，陈琼华. 子宫内膜异位症生育力保护临床策略的思考 [J]. 中国实用妇科与产科杂志，2022，38（11）：1088-1092.

[2] 张琬琳，王晓红. 子宫内膜异位症相关不孕诊治指南解读 [J]. 实用妇产科杂志，2018，34（5）：341-343.

[3] 中国医师协会妇产科医师分会，中华医学会妇产科学分会子宫内膜异位症协作组. 子宫内膜异位症诊治指南（第三版）[J]. 中华妇产科杂志，2021，56（12）：812-824.

[4] 姚丽清，彭宁，陈小宁，等. 经手术确诊子宫内膜异位症患者自然妊娠结局的回顾性分析 [J]. 中国卫生标准管理，2022，13（15）：194-198.

［5］梁文靓，吴章颖，李建，等. 子宫内膜异位症与不良妊娠结局的 Meta 分析［J］. 中国现代医学杂志，2022，32（6）：24 - 31.

第三节　子宫内膜息肉

子宫内膜息肉（endometrial polyps，EPs）是一种局部子宫内膜腺体和间质过度生长，被覆上皮并突出于周围子宫内膜的良性增生性病变。

【临床表现】

子宫内膜息肉主要症状为异常子宫出血，育龄期女性可合并不孕，少部分患者可有腹痛、阴道流液等。子宫内膜息肉可导致不孕、复发性流产及反复种植失败。

根据子宫内膜息肉发病机制及病理学特征，可将子宫内膜息肉分为非功能性息肉、功能性息肉、腺肌瘤样息肉、他莫昔芬相关性息肉、绝经后息肉、子宫内膜-子宫颈管内膜息肉（也称为混合性息肉）。

【诊断要点】

根据病史、症状、妇科检查和阴道超声检查结果，可得出子宫内膜息肉的初步诊断。确诊需在宫腔镜下切除子宫内膜息肉并行组织病理学检查。

1. 超声检查

超声检查是最常见的子宫内膜息肉检查方法，有性生活者首选经阴道超声检查，该方法简单、经济且无创。单发子宫内膜息肉典型超声表现为子宫肌层和内膜结构正常，宫腔内可见高回声团块，边缘连续光滑，外形规则，回声均匀，子宫内膜-肌层界面完整，可见穿入性血流信号。多发子宫内膜息肉表现为子宫内膜增厚，回声不均，可见多个不规则高回声团块，每个高回声团块的特点与单发息肉相似。

2. 宫腔镜检查及病理组织学诊断

宫腔镜检查及镜下切除内膜息肉行病理学检查是诊断子宫内膜息肉的金标准。宫腔镜下息肉表现为单个或多个，大小不一，位置可在宫腔的任何部位，表面可有出血，偶有破溃。绝经前息肉表面覆盖内膜，多数表面光滑、形态规则、血管不明显。绝经后息肉多为单发、外形规则、表面光滑，部分息肉可见散在半透明小囊泡及呈树枝状的血管。

3. 诊断性刮宫

诊断性刮宫是既往诊断子宫内膜疾病的主要方法，但漏诊率较高，目前不建议将其作为子宫内膜息肉的诊断方法；但对于出血较多的子宫内膜息肉患者，且无宫腔镜诊治条件的单位，可通过诊断性刮宫止血及对刮出物做出病理诊断。

【备孕指导】

无症状、无恶变高危因素、息肉直径<1 cm 并且无症状、未婚或未育的年轻患者，可期待治疗。对于有生育要求的患者，治疗原则为改善症状、保护内膜、促进生育和预防复发。

药物治疗常用孕激素类药物、短效口服避孕药等，推荐药物包括地屈孕酮 10～20 mg/d、微粒化黄体酮 200～300 mg/d、醋酸甲羟孕酮 10～20 mg/d，月经周期第 11～15 天起始服药，用药 10～14 天，连续用药 3～6 个周期，可根据生育需求随时调整。

手术治疗是清除子宫内膜息肉的主要治疗方法。对于有症状、息肉较大者，需要行宫腔镜下子宫内膜息肉切除术。不孕症合并子宫内膜息肉者，行宫腔镜下息肉切除有助于提高妊娠率，也有助于后续进行辅助生殖。

【孕期关注重点】

子宫内膜息肉是妊娠丢失的危险因素，在复发性流产患者中患病率为15%～50%，孕早期关注阴道流血及腹痛情况，可尽早发现先兆流产等异常情况。

参考文献

[1] 谢幸，孔北华，段涛. 妇产科学 [M]. 9 版. 北京：人民卫生出版社，2018.

[2] 国家卫生健康委员会妇幼健康服务司，全国妇幼卫生监测办公室. 再生育咨询指南 [M]. 北京：中国人口出版社，2017.

[3] 王刚，陈捷，邓凯贤，等. 子宫内膜增生性疾病长期管理专家建议 [J]. 中国计划生育和妇产科，2022，14（7）：7-11.

第四节　卵巢囊肿

卵巢囊肿（ovarian cyst）是妇科常见疾病，可发生于任何年龄段，以育龄期最为多见。

【临床表现】

卵巢囊肿多为良性，除个别因扭转、破裂等表现为急腹症外，一般无特异性症状。部分功能性卵巢囊肿可伴有月经紊乱、腹部不适等症状，多数随着囊肿的消退而逐渐消失。

按照来源，卵巢囊肿分为4类：①非赘生性卵巢囊肿。即功能性卵巢囊肿或卵巢瘤样病变，主要包括妊娠黄体囊肿、卵巢间质增生、卵泡膜细胞增生、卵巢重度水肿、滤泡囊肿、黄体囊肿、黄素化滤泡囊肿等。②赘生性卵巢囊肿。按组织学类型分为上皮性卵巢肿瘤、卵巢生殖细胞肿瘤、卵巢性索间质细胞肿瘤及转移性卵巢肿瘤。③卵巢子宫内膜异位囊肿：即卵巢型子宫内膜异位症。④输卵管系膜囊肿。并非真正的卵巢囊肿，而是输卵管系膜内的囊性积液。

【诊断要点】

1. 病史

包括现病史、月经史、生育史、既往史等。43％的良性卵巢囊肿常无症状，多于健康检查时意外发现。57％的卵巢良性囊肿可有不同程度的腹痛、月经改变、绝经后异常子宫出血、腹胀等症状。卵巢囊肿合并急性下腹痛时，应考虑囊肿破裂、囊内出血、囊肿蒂扭转的可能。约90％的卵巢恶性肿瘤伴有持续性腹胀、食欲变化、消瘦、腹痛、腰背痛、尿急或尿频等症状。

2. 影像学检查

（1）超声检查　最常用，可以初步判定囊肿为"良性""恶性可能性"或"不确定性"。超声诊断绝经前卵巢囊肿的准确性差异较大，必要时推荐在卵泡期复查。大多数<10 cm的无症状卵巢囊肿，经过观察可自行消失或者变小，初次发现的无症状卵巢囊肿，推荐8~12周后再次复查。考虑为"良性"的卵巢囊肿，检查间隔时间可延长至每年1次，共5年。"不确定性"的卵巢囊肿复查时间间隔，建议不超过12周。有经验的超声专家超声检查的敏感度可高达96.7％。

（2）其他影像学检查　当超声特征不典型或囊肿持续增大时，MRI不仅能够提高诊断的特异性，而且还可鉴别特殊类型卵巢囊肿如畸胎瘤、子宫内膜异位囊肿和卵巢纤维瘤等。

（3）肿瘤标志物　目前临床上最常用的卵巢肿瘤标志物为癌抗原125（CA125）、人类附睾蛋白4（HE4）、甲胎蛋白（AFP）、癌抗原19‐9（CA19‐9）、人绒毛膜促性腺激素（HCG）以及女性性激素。

【备孕指导】

无症状卵巢囊肿多为功能性囊肿，无须治疗，即可自行消退或无明显变化，可以直接备孕。若直径<10 cm者，可观察，在备孕期经观察后囊肿不消失或继续增大，排除生理性囊肿后，可酌情手术；囊肿直径≥10 cm的卵巢囊肿推荐手术治疗后再备孕。观察期若出现剧烈腹痛，应及时就医。

【孕期关注重点】

1. 定期复查B超，密切关注囊肿变化。若出现囊肿短期内增长过快，建议重新评估，必要时孕中期行手术治疗。

2. 警惕囊肿破裂或卵巢囊肿蒂扭转的情况发生：孕期避免腹部受到剧烈撞击，避免剧烈运动，避免体位突然改变等。一旦出现腹痛，需及时就医。

参考文献

[1] 马晓欣，向阳，狄文，等. 卵巢囊肿诊治中国专家共识（2022年版）[J]. 中国实用妇科与产科杂志，2022，38（08）：814-819.

[2] 谢幸，孔北华，段涛. 妇产科学 [M]. 9版. 北京：人民卫生出版社，2018.

[3] 国家卫生健康委员会妇幼健康服务司，全国妇幼卫生监测办公室. 再生育咨询指南 [M]. 北京：中国人口出版社，2017.

第五节　多囊卵巢综合征

多囊卵巢综合征（ploycystic ovary syndrome，PCOS）是最常见的妇科内分泌疾病之一。在临床上以雄激素过高的临床或生化表现，持续无排卵、卵巢多囊改变为特征，常伴有胰岛素抵抗和肥胖。其病因至今尚未阐明，目前研究认为，其可能是某些遗传基因与环境因素相互作用所致。

【临床表现】

主要表现为月经失调、雄激素过量和肥胖。月经失调多为月经稀发（周期>35天）或闭经，也有部分表现为不规则子宫出血。生育期女性因排卵障碍表现为不孕。伴有高雄激素的患者出现不同程度多毛，阴毛浓密且呈男性化倾向，延及肛周、腹股沟或腹中线，或上唇、下颌长有细须或乳晕周围有长毛等。由于雄激素高皮脂腺分泌旺盛，油脂性皮肤及痤疮常见。有50%以上患者表现出超重或肥胖（体重指数≥24），且多为腹部肥胖型（腰围/臀围≥0.8）。由于胰岛素抵抗，部分患者表现出阴唇、颈背部、腋下、乳房下和腹股沟等皮肤褶皱部位出现对称性的皮肤增厚、灰褐色色素沉着，也称"黑棘皮症"。

【诊断要点】

PCOS 是排除性诊断，因临床表型的异质性，诊断标准存在差异。中国 PCOS 诊断标准强调月经稀发、闭经或不规则子宫出血是诊断必需条件，再有下列 2 项中的 1 项符合标准，即可诊断为"疑似的"PCOS：①临床和（或）生化高雄激素表现；②超声为卵巢多囊样改表（PCOM）：一侧或双侧卵巢中直径 2～9 mm 的卵泡≥12 个，和（或）卵巢体积＞10 mL。对"疑似的"P-COS，需排除其他可能引起高雄激素的病因。如先天性肾上腺皮质增生、库欣病、分泌雄激素肿瘤等，以及引起排卵异常的其他疾病，如高催乳素血症、卵巢功能早衰、中枢性闭经、甲状腺功能异常等，才能诊断"确定的"P-COS。

【备孕指导】

排卵功能障碍会使 PCOS 患者受孕率降低，且流产率高。研究表明，P-COS 妇女出现妊娠期糖尿病、妊娠期高血压疾病等妊娠并发症风险增高；胎儿宫内发育迟缓、早产发病率增高；新生儿并发症和死亡率可能会增高。对 PCOS 患者在备孕前应给予恰当、充分的干预治疗，有助于改善 PCOS 患者的妊娠结局，主要包括生活方式调整、纠正代谢异常、促排卵治疗和心理问题疏导。

（1）生活方式调整　改善生活方式是 PCOS 的一线治疗方法，主要包括饮食控制、运动和行为干预。在营养师的指导下，坚持低热量饮食，适量耗能、有规律的身体锻炼是减重最有效的方法。如早、晚各 2 次，每次 30 分钟，运动形式不限，要求心率次数达到（140－年龄）/min。维持体质指数（BMI）＜24、体脂率＜28％，并长期坚持。"饮食＋运动＋认知行为"生活方式干预可使 PCOS 女性体重减轻、胰岛素抵抗及高雄激素血症得到改善，从而恢复排卵功能。

（2）纠正代谢异常　胰岛素抵抗可加重高雄激素状态和卵泡发育障碍，PCOS 患者孕前糖耐量异常可能导致妊娠率下降，单胎妊娠丢失率上升，妊娠糖尿病及单胎分娩新生儿大于胎龄儿的发生风险升高。建议孕前行口服葡萄糖耐量试验（OGTT）以评估是否有糖耐量受损和 2 型糖尿病。生活方式调整及减重是改善代谢异常最简单、最基础的治疗方法。体重降低 5％～10％或以上，糖、脂代谢紊乱可明显改善，雄激素水平降低，进一步恢复正常的月经周期和排卵。对于生活方式干预效果不佳的人群，建议加用二甲双胍，有助于降低葡萄糖的肠道吸收、抑制肝糖原异生和输出，增加外周组织对葡萄糖的利用摄取。

（3）促排卵治疗　在促排卵治疗前建议进行降低雄激素和减轻体重预处理，可使用 3～6 个月的短效口服避孕药和（或）胰岛素增敏剂。促排卵的一线药物是来曲唑或氯米芬，也可联合使用二甲双胍和氯米芬。从自然月经或撤退性出血的第 2～5 天开始用药，来曲唑 2.5 mg/d 或氯米芬 50 mg/d，共 5 天。若无排卵，则下一周期递增 2.5 mg/d 或 50 mg/d，直至用量达来曲唑 7.5 mg/d 或氯米芬 150 mg/d。药物促排卵后须密切监测卵泡发育情况。对于来曲唑、氯米芬抵抗或一线药物连续促排 3 个周期未孕且无其他不孕因素者可采用二线疗法：促性腺激素，包括 FSH、LH 及 HMG，建议采用小剂量递增方案，并应在有条件进行卵泡监测及处理并发症的医疗中心进行，避免多胎妊娠和卵巢过度刺激综合征（OHSS）发生。腹腔镜下卵巢打孔术也是二线治疗方案，但属于有创手术，不推荐常规治疗。当应用一线、二线治疗方案失败或存在其他辅助生殖技术指征时（如输卵管因素或男性因素等），应积极考虑辅助生殖技术的三线治疗方案。

（4）心理问题疏导　由于月经不调、肥胖、多毛等不良外形，以及不孕治疗带来的身体、精神及经济上的各种压力，PCOS 患者普遍存在不同程度的心理问题，例如紧张、焦虑、恐惧、自卑、抑郁等，这些不良心理妊娠结局也有一定负面影响。建议在备孕时由心理医生进行评估及干预，提供支持和鼓励，提高患者的治疗信心，积极引导患者顺利度过整个治疗周期。

【孕期关注重点】

1. 充分认识孕期面临的风险　采取多样化宣传教育方式促进患者及家属对疾病有更清晰的认识，充分了解疾病和不良妊娠结局之间的关系，孕早期开始监测自身和胎儿的情况，改变不良妊娠结局。

2. 黄体支持　PCOS 患者经自然妊娠或促排卵治疗后妊娠者，容易有黄体功能不全，建议从排卵后 1～3 天开始给予黄体支持，直到排卵后 35 天左右，出现胚芽胎心搏动后可逐渐停用孕激素。目前用于黄体支持的药物首选口服孕激素，也可选择阴道用黄体酮凝胶或注射用黄体酮针剂。

3. 控制体重　肥胖患者建议体重控制在正常范围后再妊娠，需控制妊娠期体重增长幅度。BMI 为 18.5～24，孕期体重可增长 11～15 kg；BMI 在 24～28，孕期体重可增长 7～11 kg；BMI≥28，建议孕期体重可增长 5～9 kg。妊娠期饮食和运动干预可以降低妊娠期体重过度增加的风险，同时可以降低各种孕期并发症发生率。推荐没有禁忌证的患者应保证每周至少 3 次的运动量，每周至少 150 分钟的中等强度有氧运动，如餐后散步 30 分钟。

4. 糖尿病筛查　PCOS 是妊娠糖尿病筛查指征，推荐第一次产检就应进行相关筛查，根据个体情况可适当增加筛查评估次数。

参考文献

[1] 谢幸，孔北华，段涛. 妇产科学 [M]. 9 版. 北京：人民卫生出版社，2018.

[2] 中华医学会妇产科学分会内分泌学组及指南专家组. 多囊卵巢综合征中国诊疗指南 [J]. 中华妇产科杂志，2018，53 (1)：2-6.

[3] Helena J. Teede, Marie L. Misso, Michael F. Costello, et al. Recommendations from the international evidence-based guideline for the assessment and management of polycystic ovary syndrome [J]. Fertility and Sterility：Official Journal of the American Fertility Society, Pacific Coast Fertility Society, and the Canadian Fertility and Andrology Society，2018，110 (3)：364-379.

[4] 多囊卵巢综合征相关不孕治疗及生育保护共识专家组，中华预防医学会生育力保护分会生殖内分泌生育保护学组. 多囊卵巢综合征相关不孕治疗及生育保护共识 [J]. 生殖医学杂志，2020，29 (7)：843-851.

[5] 周文青，宫晓舒，王莹，等. 多囊卵巢综合征患者妊娠期并发症、妊娠结局及子代健康研究进展 [J]. 中华生殖与避孕杂志，2022，42 (2)：188-191.

[6] 李光辉，罗金英. 多囊卵巢综合征孕期代谢特点及其管理 [J]. 中国实用妇科与产科杂志，2019，35 (3)：278-283.

第六节　下生殖系统感染

下生殖道感染包括外阴阴道炎和子宫颈炎，以外阴阴道炎最为常见。由于子宫颈炎的病原体多为淋病奈瑟菌、沙眼衣原体等性传播疾病病原体（详见性传播疾病章节），本节主要阐述外阴阴道炎。

【临床表现】

常见的外阴阴道炎包括外阴阴道假丝酵母菌病（vulvovaginal candidiasis，VVC）、滴虫性阴道炎（trichonomal vaginitis，TV）、细菌性阴道炎（bacterial vaginosis，BV）、需氧菌性阴道炎（aerobic vagin tis，AV）等。多数患者会表现为阴道分泌物增多，外阴瘙痒、外阴阴道灼痛等，少数患者可能无临床症状。

1. 外阴阴道假丝酵母菌病　分泌物呈白色豆渣样或凝乳样，妇科检查见外阴红肿、皮肤皲裂、小阴唇内侧及阴道黏膜表面附有白色块状物或被凝乳状物覆盖，擦除后露出红肿充血的黏膜。

2. 滴虫性阴道炎　分泌物典型特点为稀薄、泡沫状，有异味，呈灰黄/黄白色，若合并其他感染，则呈黄绿色；可伴有尿频、尿痛，妇科检查见阴道黏膜充血，严重者出现散在出血点及"草莓样"宫颈，部分无症状感染者阴道黏膜无异常改变。

3. 细菌性阴道炎　分泌物带有鱼腥臭味的稀薄状，10%～40%患者无临床症状，妇科检查阴道黏膜无明显炎症表现，分泌物呈灰白色、均匀一致、稀薄状，常黏附于阴道壁，但容易从阴道壁拭去。

4. 需氧菌性性阴道炎　是以阴道内乳杆菌减少或缺失，需氧菌增多引起的阴道炎症。10%～20%的需氧菌性阴道炎患者无症状。有症状者表现为黄色阴道分泌物、分泌物异味、外阴烧灼感或刺痛、性交痛等，查体可见阴道黏膜红肿、溃疡或一定程度的阴道黏膜萎缩等临床表现。有症状者症状持续时间长、间歇性加重，且治疗后易复发。

【诊断要点】

1. 外阴阴道假丝酵母菌病　有阴道炎症状或体征的妇女，在其阴道分泌物中找到假丝酵母菌的芽生孢子或假菌丝即可确诊，一般使用10%氢氧化钾湿片或革兰氏染色；也可采用培养法，同时行药物敏感试验。常见合并细菌性阴道炎、滴虫性阴道炎，实验室检查可见到两种或以上致病微生物。

2. 滴虫性阴道炎　根据典型临床表现，使用0.9%氯化钠温溶液湿片法在阴道分泌物中找到滴虫即可确诊。本病应与需氧菌性阴道炎相鉴别。此外，滴虫性阴道炎可合并其他性传播疾病，如 HIV、黏液脓性宫颈炎等，诊断时需注意。

3. 细菌性阴道炎　主要采用 Amsel 临床诊断标准，下列4项中具备3项即可诊断。①线索细胞阳性，一般认为此项为必备条件；②匀质、稀薄、灰白色阴道分泌物，常黏附于阴道壁；③阴道分泌物 pH>4.5；④胺试验阳性；细菌性阴道炎由阴道微生物菌群失调引起，细菌培养在诊断中意义不大。

4. 需氧菌性阴道炎　有临床症状和（或）体征；且白带清洁度评分>3分即可确诊。其中通过相差显微镜评价乳杆菌分级、白细胞数量、含中毒颗粒的白细胞所占比例、背景菌落及基底旁上皮细胞比例，对这5个项目分别评分，每项0～2分，总分10分：累计评分>3分可确诊。其中累计评分3～4分为轻度、5～6分为中度、7～10分为重度。

【备孕指导】

孕前感染外阴阴道假丝酵母菌病、滴虫性阴道炎、细菌性阴道炎、需氧菌性阴道炎，均建议治疗后再备孕，以降低对妊娠不良结局的影响。

1. 外阴阴道假丝酵母菌病　孕前积极治疗 VVC、去除诱发因素，尽量避免孕期发作。VVC 不是妊娠的禁忌证，避开急性发作期即可怀孕。根据中国 VVC 诊治规范，该病分为单纯性 VVC 和复杂性 VVC。

（1）单纯性 VVC：是指由白念珠菌所致的轻度 VVC。单纯性 VVC 一般首选阴道用药，可以任选一种抗真菌药物单疗程治疗，如克霉唑栓 500 mg 塞阴道，单次用药；或 150 mg，连用 7 天；咪康唑栓，200 mg 塞阴道，连用 7 天；或 400 mg，连用 3 天；或 1200 mg，单次用药；制霉菌素制剂，10 万 U 塞阴道，连用 10~14 天，亦可选用口服药物如氟康唑 150 mg，顿服。

（2）复杂性 VVC：包括重度 VVC（评分≥7 分）、复发性 VVC（1 年内发作 4 次或以上）、妊娠期 VVC、非白念珠菌所致的 VVC 或宿主为未控制的糖尿病、免疫力低下者。VVC 症状体征评分是按瘙痒、疼痛、外阴和（或）阴道充血、水肿、抓痕或裂痕、阴道糜烂及分泌物量等情况的不同程度，每项评分分 1 分、2 分和 3 分。重度 VVC 应在治疗单纯性 VVC 方案基础上，延长疗程。症状严重者，局部可应用低浓度糖皮质激素软膏或唑类霜剂，以迅速减轻或缓解症状。复发性 VVC 应包括强化治疗和巩固治疗，建议根据培养和药物敏感试验选择药物。

2. 滴虫性阴道炎　易导致女性上生殖道炎症及输卵管不孕，亦能降低精子在阴道内的生存能力，导致不孕，故孕前感染滴虫需积极治疗。因可同时存在多部位滴虫感染，治疗建议全身用药，并避免阴道冲洗。主要治疗药物为硝基咪唑类药物：推荐甲硝唑 2 g，单次口服；或替硝唑 2 g，单次口服；其次可选甲硝唑 400 mg，每天 2 次，连服 7 天。由于滴虫性阴道炎主要由性行为传播，性伴侣应同时进行治疗，并推荐对阴道毛滴虫感染患者及性伴侣同时检查其他性传播疾病。伴侣治疗可选甲硝唑或替硝唑 2g 顿服。治愈前应避免无保护性行为。为避免重复感染，对密切接触的用品如内裤、毛巾等建议高温消毒。

3. 细菌性阴道炎　对无症状患者无须常规治疗，对有早产史或有症状的患者应予治疗，以降低早产率。性伴侣无须常规治疗，但反复发作或难治性细菌性阴道炎患者的性伴侣应予治疗。主要选用抗厌氧菌药物：①全身用药首选甲硝唑 400 mg，每天 2 次，连服 7 天；其次为替硝唑 2 g，口服，每天

1次，连服 3 天；或克林霉素 300 mg，口服，每天 2 次，连服 7 天；②局部用药可选甲硝唑 200 mg，每晚 1 次，连用 7 天；或 2％克林霉素软膏阴道涂抹，每晚 1 次，连用 7 天。

4. 需氧菌性阴道炎

（1）针对需氧菌感染的治疗：目前国内外的经验用药如下。①克林霉素：其抗菌谱可覆盖革兰氏阳性球菌。采用 2％克林霉素软膏 5 g，阴道用药，1 次/d，共 7～21 天。对于重度 AV，可采用 2％克林霉素 5 g 阴道用药，1 次/d 治疗，症状缓解后，可每周用药 1～2 次以维持治疗，连用 2～6 个月，可减少疾病反复发作。应当注意的是，克林霉素乳膏（使用 5 天内）或克林霉素阴道栓剂（使用 72 小时内）中的油性基质可能减弱乳胶避孕套的防护作用，建议患者在治疗期间避免性生活。②头孢呋辛：属于第 2 代头孢菌素，对革兰氏阳性球菌的作用与第 1 代相似，抗革兰氏阴性杆菌的活性较第 1 代强。③喹诺酮类：左氧氟沙星 200 mg，口服，2 次/d，共 7 天。莫西沙星 400 mg，口服，1 次/d，共 6 天。④卡那霉素：可采用卡那霉素阴道栓剂 100 mg，阴道用药，1 次/d，共 6 天。

（2）针对阴道黏膜萎缩的治疗：对于表现有阴道黏膜萎缩的 AV 患者，可阴道局部应用雌激素（如 0.1％戊酸雌二醇），每周 2 次。应用雌激素类药物时，应当注意激素使用禁忌证，如乳腺癌、既往血栓栓塞史等患者禁用。

（3）针对外阴阴道黏膜局部炎症反应的治疗：对于外阴阴道黏膜炎症反应，可局部应用皮质类固醇激素治疗。

（4）微生态制剂：随机对照临床试验显示，微生态制剂可延长 AV 的复发间隔时间。对于 AV 患者，可考虑外源性补充乳杆菌制剂辅助恢复正常的阴道微生态。

【孕期关注重点】

1. 外阴阴道假丝酵母菌病　妊娠期雌激素水平升高，是 VVC 的易发因素之一。VVC 在妊娠后 3 个月的发病率最高，妊娠期复发也很常见，治疗效果不如非孕妇。孕期如有 VVC 发作，以局部使用抗真菌药物为主，避免口服。VVC 很少上行至上生殖道，胎盘真菌感染罕见。分娩期的 VVC 由于外阴炎症易引起外阴的裂伤，出现缝合困难及伤口愈合不良；分娩期阴道内真菌可通过产道感染新生儿，造成新生儿鹅口疮。

2. 滴虫性阴道炎　妊娠期易发生胎膜早破、早产、低出生体重儿及产褥感染。妊娠期治疗的目的主要是减轻患者症状，避免新生儿感染阴道毛滴虫

择消融性治疗，包括激光、冷冻等；阴道镜检查转化区为 3 型时，应行子宫颈切除性治疗。术者应为有阴道镜检查经验的医生。子宫颈切除性治疗术后可能降低受孕能力，导致宫颈管狭窄。冷刀锥切可能增大宫颈功能不全妊娠中孕期流生率、早产、低出生体重、胎膜早破及围产期病死率的风险，锥切的深度及体积与宫颈功能不全、早产的发生和严重程度正相关，为了减少子宫颈再生、减少子宫颈损伤和妊娠后产科并发症，应注意控制锥切范围。有研究显示 LEEP 及宫颈物理治疗不会增大严重不良妊娠结局风险，对于有生育要求的患者应首选 LEEP，且选择有治疗经验或经过培训的医生来操作。

【孕期关注重点】

对于 1 年内未进行宫颈细胞学检查的孕妇，应在初次产检时进行宫颈细胞学筛查。但妊娠期间，增加的雌激素使柱状上皮外移至子宫颈阴道部，转化区的基底细胞可能有核增大、深染，故在诊断时易过度诊断造成误诊；妊娠期免疫功能可能低下，易患 HPV 感染，若孕期发现高危型 HPV 阳性而宫颈细胞学结果正常，推荐产后 6 周再次行 HPV 联合细胞学检查。若孕期细胞学检查提示 ASC-H 以上病变，可考虑行阴道镜检查，必要时同时行宫颈活体组织检查，但不建议行宫颈管搔刮，因为此类操作可能增大流产或早产风险。

多数学者认为，妊娠不是加快 CIN 进展的危险因素，妊娠对 CIN 转归的影响不大。由于大部分妊娠期 CIN 患者为 LSIL，进展为浸润性宫颈癌的风险非常低，产后病变自然消退率相对较高，妊娠期合并 CIN 原则上建议观察随访而不进行治疗，除非确诊为宫颈浸润癌。对于妊娠期细胞学或组织学明确的 LSIL，孕期不需进行额外的细胞学或阴道镜检查，可产后随访。若妊娠期组织学明确为 HSIL，建议孕期每 12~24 周随访 1 次，进行宫颈细胞学和阴道镜检查，产后 6~8 周行宫颈细胞学和阴道镜检查重复性评价。在孕期随访中高度怀疑宫颈浸润癌时，推荐行重复性宫颈活体组织检查或诊断性宫颈锥切术。

由于 CIN 的病程进展与分娩方式无关，经阴道分娩时宫颈上皮脱落、成熟或在分娩过程中创伤后消失，可导致 CIN 的逆转，故 CIN 患者的分娩方式以阴道分娩为宜，除非有产科剖宫产指征。

参考文献

[1] 赵超，毕蕙，赵昀，等. 子宫颈高级别上皮内病变管理的中国专家共识 [J]. 中国妇产科临床杂志，2022，23（2）：220 - 224.

[2] 毕蕙，李明珠，赵超，等. 子宫颈低级别鳞状上皮内病变管理的中国专家共识 [J].

中国妇产科临床杂志. 2022, 23 (4)：443－445.

[3] 陈飞，尤志学，隋龙，等. 阴道镜应用的中国专家共识 [J]. 中华妇产科杂志，2020，55 (7)：443－449.

[4] 中国优生科学协会阴道镜和宫颈病理学分会专家委员会. 中国子宫颈癌筛查及异常管理相关问题专家共识（一）[J]. 中国妇产科临床杂志，2017，18 (2)：190－192.

[5] 中国优生科学协会阴道镜和宫颈病理学分会专家委员会. 中国子宫颈癌筛查及异常管理相关问题专家共识（二）[J]. 中国妇产科临床杂志，2017，18 (3)：286－288.

[6] 中华预防医学会妇女保健分会. 子宫颈癌综合防控指南 [M]. 北京：人民卫生出版社，2017.

[7] 许丽丽，周后晟，周颜，等. 宫颈电环切术治疗宫颈上皮内瘤样病变效果及与术后妊娠结局、分娩方式关系 [J]. 中国计划生育学杂志，2022，30 (4)：869－873.

第十章 性传播疾病

第一节 HIV 感染及艾滋病

艾滋病，全称为获得性免疫缺陷综合征（Acquired immuno deficiency syndrome，AIDS），是由艾滋病病毒（HIV）进入人体后破坏人体的免疫功能，从而引起的一种传染病。HIV 主要通过性接触、血液和母婴垂直传播，而不会通过一般的接触（如握手、拥抱、共同进餐等）传播，也不会因经常咳嗽、打喷嚏、蚊虫叮咬而传播。

【临床表现】

HIV 感染后潜伏期长、病程发展缓慢，经过无症状病毒携带期、艾滋病相关综合征期，最后发展为 AIDS，临床表现多样而复杂。

（1）无症状 HIV 感染　常无任何症状及体征。

（2）急性 HIV 感染　接触 HIV 后至发病的时间为 1～6 周，主要临床表现有发热、乏力、咽痛、肌痛、食欲缺乏、恶心、腹泻等非特异性不适，个别有头痛、皮疹、脑膜炎或急性多发性神经炎，颈、腋及枕部有肿大淋巴结，类似传染性单核细胞增多症，肝、脾大。

（3）AIDS　原因不明的持续不规则发热 38℃以上并持续 1 个月以上；慢性腹泻次数每天多于 3 次超过 1 个月；6 个月之内体重下降 10％以上；反复发作的口腔白色念珠菌感染；反复发作的单纯疱疹病毒或带状疱疹病毒感染；肺孢子虫肺炎；反复发生的细菌性肺炎；活动性结核或非结核分枝杆菌病；深部真菌感染；中枢神经系统占位性病变；中青年人出现痴呆；活动性巨细胞病毒感染；弓形虫脑病；青霉菌感染；反复发生的败血症；皮肤黏膜或内脏的卡波西肉瘤、淋巴瘤。

【诊断要点】

除了将以上临床表现作为诊断依据，还应结合流行病学史及实验室检查来诊断。

（1）流行病学史：多个性伴侣史；配偶或性伴侣有 HIV 阳性史；静脉吸毒史；输血及血液制品史；与 HIV 感染者/AIDS 患者有密切接触史；HIV 感

染者所生的子女。

（2）实验室检查

1）抗体检测　抗体检测方法包括抗体筛查试验和补充试验。如初筛试验有反应者，应用原有试剂和另外一种不同原理（或厂家）的试剂进行复检试验，复检试验有反应者，尽快进行补充试验，并依据补充试验结果进行诊断。对临产时才寻求孕产期保健服务、艾滋病感染状况不明确的孕产妇，尽快同时应用两种不同厂家或不同原理的检测试剂进行筛查（要求 30 分钟内出检测结果）。

2）HIV-1 抗原检测　在窗口期，虽然血清中不能测出 HIV 抗体，但抗原检测可用于 HIV 抗体不确定或 HIV 阳性母亲所生婴儿的鉴别诊断。

3）HIV 核酸检测　HIV 核酸检测方法分为 HIV 核酸定性检测和 HIV 核酸定量检测，可用于婴儿的早期诊断以及疑难样本的辅助诊断。

【备孕指导】

HIV 感染并不影响妇女的生育力，发展为艾滋病，其生育力和性兴趣均会因疾病损害健康而受到影响。HIV 感染是否会加重妊娠不良预后，一直有争议，目前没有证据显示会提高胎儿畸形发病率。但是 HIV 可通过母婴传播，未采取任何干预措施的情况下，母婴传播率为 15%～40%，严重影响到所生婴儿的身心健康。

备孕男女双方均应常规进行 HIV 筛查，了解孕前感染状态，以利于婚育选择、采取有效的备孕策略。如夫妻双方一方感染 HIV，阴性一方在受孕过程中存在被阳性一方感染 HIV 的风险。阳性一方接受抗反转录病毒治疗（anti retroviral treatment，ART）且 HIV 载量达到持续抑制是 HIV 单阳家庭备孕的关键。

男阴女阳家庭在女方接受 ART 且 HIV 载量已经控制的情况下考虑可选择体外受精。男阳女阴家庭选择捐赠精子人工授精可以完全避免 HIV 传播的风险；如果不接受捐赠精子，在男方接受 ART 且达到持续病毒抑制（血浆 HIV 病毒载量＜50 cp/mL）后，可考虑在排卵期自然受孕。这种情况下夫妻间传染的概率极低。

HIV 双阳家庭也要双方接受 ART 且 HIV 病毒载量达到持续抑制的情况下考虑在女方排卵期自然受孕。如果 HIV 载量检测受限或不可及的情况下，建议 ART 半年以上再选择自然受孕。

【孕期关注重点】

1. 落实高危管理

将 HIV 感染孕产妇纳入"紫色"妊娠风险分级，进行高危孕产妇专案管理，加强孕期全程随访。孕产妇抗病毒用药前、用药过程中应进行相关检测，评估孕产妇感染状况，确定用药方案和监测治疗效果。用药前进行病毒载量、CD_4^+ T 淋巴细胞计数及其他相关检测（包括血常规、尿常规、肝功能、肾功能、血脂、血糖等）；用药过程中，按规定进行 CD_4^+ T 淋巴细胞计数及其他相关检测（同前）；孕晚期进行 1 次病毒载量检测，在分娩前获得检测结果。

2. 抗反转录病毒治疗

（1）对于孕期发现艾滋病感染孕产妇，应当立即给予抗病毒治疗，可选择以下 3 种方案中的任意 1 种。方案 1：替诺福韦（TDF）＋拉米夫定（3TC）＋洛匹那韦/利托那韦（LPV/r）；方案 2：替诺福韦（TDF）＋拉米夫定（3TC）＋依非韦伦（EFV）；方案 3：齐多夫定（AZT）＋拉米夫定（3TC）＋洛匹那韦/利托那韦（LPV/r）。

（2）孕前已接受抗病毒治疗的孕产妇，根据病毒载量检测结果进行病毒抑制效果评估。如病毒载量小于 50 cp/mL，可保持原治疗方案不变；否则，酌情调整抗病毒治疗用药方案。

（3）对于孕晚期（孕 28 周之后）发现的艾滋病感染孕产妇，有条件的情况下推荐使用：替诺福韦（TDF）＋拉米夫定（3TC）/恩曲他滨（FTC）＋整合酶抑制剂。

（4）艾滋病感染产妇分娩结束后，无须停药，继续进行抗病毒治疗。

（5）当孕产妇血红蛋白低于 90 g/L，或中性粒细胞低于 $0.75×10^9$/L，建议不选或停用 AZT。应用 TDF 前需进行肾脏功能评估。

3. 安全助产

艾滋病感染不作为实施剖宫产的指征。对于孕早、中期已经开始抗病毒治疗、规律服用药物、没有艾滋病临床症状，或孕晚期病毒载量<1000 cp/mL，或已经临产的孕产妇，建议阴道分娩；如果需要进行剖宫产或引产，应按照产科适应证的标准进行。产前检查和分娩过程中尽量避免可能加重母婴传播危险的损伤性操作，包括会阴侧切、人工破膜、宫内胎儿头皮监测、使用胎头吸引器或产钳助产等。

对于临产前 HIV 病毒载量>1000 cp/mL，特别是孕期末接受过 ART，建议在妊娠 38 周时择期剖宫产以尽量减少母婴传播。

4. 喂养指导

应当对 HIV 感染孕产妇所生婴儿提倡人工喂养，避免母乳喂养。对选择人工喂养的，指导其正确冲配奶粉和清洁消毒器具。对选择母乳喂养的，要做好咨询指导，强调喂养期间母亲应当坚持服用抗病毒药物，指导正确的母乳喂养和乳房护理。

参考文献

[1] 杜占森. 艾滋病性病防治 [M]. 上海：复旦大学出版社，2016.

[2] 林国生. 艾滋病基础与临床 [M]. 武汉：湖北科学技术出版社，2004.

[3] 卢洪洲，张仁芳. 艾滋病及其相关疾病临床路径 [M]. 上海：上海科学技术出版社，2020.

[4] 孙丽君，王爱玲. HIV 阳性孕产妇全程管理专家共识 [J]. 中国艾滋病性病，2020 (3)：335 - 338.

[5] 武俊青，杨爱平. 生殖道感染与性病艾滋病综合咨询 [M]. 上海：上海科学技术出版社，2016.

[6] 蒲杰. 预防艾滋病、梅毒和乙肝母婴传播技术与进展 [M]. 成都：四川科学技术出版社，2015.

[7] 国家卫生健康委. 预防艾滋病. 梅毒和乙肝母婴传播工作规范（2020 年版）[J]. 中国实用乡村医生杂志，2021，28 (2)：10 - 11，20.

第二节　梅毒

梅毒是由苍白螺旋体感染引起的生殖器、所属淋巴结及全身病变，是性传播疾病的一种。可分为先天梅毒和后天梅毒。

【临床表现】

1. 一期梅毒　又称硬下疳，梅毒螺旋体进入体内后，经过 2~3 周的潜伏期后发病，主要临床表现为无痛性红色硬结，直径 1~2 cm，圆形或椭圆形，表面呈浅表溃疡，边缘稍隆起，有浆液性渗出物，大部分发生在女性外阴部、阴道、宫颈、肛门周围、口唇、乳房等处，往往单发，常伴单侧或双侧腹股沟淋巴结肿大、发硬、无痛，与周围组织粘连。硬下疳不经治疗亦可在 3~8 周内自然消退。

2. 二期梅毒　主要表现为全身皮肤黏膜损害。在一期梅毒消退后6~8周发病，皮疹有多种类型，特征为基底宽阔，无蒂，灰黄色，表面扁平有颗粒且潮湿，或呈糜烂的斑块。常为对称性分布，出现在背部、胸部、四肢（手足掌左右对称），也可出现在面部和前额，在潮湿、摩擦或褶皱部位，如外阴、肛门周围等处表现为扁平湿疣型，二期梅毒的病灶处可查见梅毒螺旋体，血清学试验100％阳性。

3. 三期梅毒　又称晚期梅毒，常发生在感染后的两年，除皮肤黏膜可出现结节性梅毒疹、树胶肿外，还可以侵犯骨、眼等多个部位，受损部位愈合后有萎缩性瘢痕；可出现心血管梅毒及神经梅毒等，大部分发生在感染后的10~30年。三期梅毒破坏性大，可引起严重的脏器功能变化，造成瘘，甚至丧失生命。

4. 神经梅毒　常见的有无症状神经梅毒、脑脊膜神经梅毒、脑膜血管梅毒、脑实质梅毒等。因梅毒螺旋体同时侵犯神经系统不同部位而使临床表现复杂多样，症状体征可以重叠或复合。

5. 隐性梅毒　无与梅毒相关的明显临床症状与体征。血清学检查为阳性。

【诊断要点】

根据接触史、临床表现特点及实验室检查一般可以诊断，必要时可做活体组织检查。

1. 梅毒血清学检查

梅毒血清学检测试验包括梅毒螺旋体血清学试验和非梅毒螺旋体血清学试验。梅毒螺旋体血清学试验常用方法包括：梅毒螺旋体颗粒凝集试验（TP-PA）、酶联免疫吸附试验（ELISA）、化学发光免疫试验（CLIA）、快速检测（RT）等。非梅毒螺旋体血清学试验常用方法包括甲苯胺红不加热血清试验（TRUST）、快速血浆反应素环状卡片试验（RPR）等。

2. 暗视野显微镜检查、镀银染色检查或核酸扩增试验

扩增试验阳性：即取硬下疳、扁平湿疣等损害渗出液或淋巴结穿刺液，采用暗视野显微镜或镀银染色检查可查见梅毒螺旋体，或核酸扩增试验检测梅毒螺旋体核酸阳性。

3. 脑脊液检查　用于神经梅毒的诊断。

【备孕指导】

梅毒孕妇易发生流产、早产、死胎或分娩先天梅毒儿。患一期、二期梅

毒孕妇对胎儿的传染性最强，梅毒螺旋体侵袭胎盘，使胎盘组织坏死，并自母体血液经胎盘及脐静脉侵入胎儿体内，在胎儿内脏和组织中大量繁殖，引起流产、早产、死胎、死产。

梅毒孕妇未经治疗者，仅有 1/6 的概率分娩正常新生儿。未经治疗的一期、二期梅毒孕妇其梅毒 100％传给胎儿，早期潜伏梅毒感染胎儿的可能性达 80％以上，且有 20％早产。如能通过规范的青霉素治疗，仅有不到 1％的新生儿患先天梅毒。孕妇患梅毒的时间，与受孕距离越近，孕前又没有经过充分治疗，胎儿受感染的机会越大。病程 2 年以上者，虽通过性接触传染性甚小，但妊娠时仍可传染胎儿。

备孕男女双方均应常规筛查梅毒，如发现感染，均需规范治疗后复查非梅毒血清学滴度转阴方可受孕。少数患者在规范抗梅毒治疗后，非梅毒血清学滴度下降至一定程度（一般≤1∶4）即不再下降，而长期（＞2 年）维持在低滴度，这属于血清固定现象，传染性不强，观察半年左右，只要无血清滴度升高（一般 4 倍），可以备孕。梅毒经足量规则治疗后，应定期随访观察，包括全身体格检查和复查非梅毒螺旋体血清学滴度。

早期梅毒建议随访 2～3 年，第 1 次治疗后隔 3 个月复查，以后每 3 个月复查 1 次，1 年后每半年复查 1 次。早期梅毒治疗有效的评估标准是：皮肤损害消失，临床症状控制或消失，同时驱梅治疗结束后 3～6 个月，患者的非梅毒螺旋体血清学滴度较治疗前下降 1/4 或以上（如从 1∶32 下降到 1∶8）。大多数一期梅毒在 1 年内血清学试验转阴，二期梅毒在 2 年内阴转。如非梅毒螺旋体血清学试验由阴性转为阳性或滴度较前次升高 4 倍，属血清学复发；如有临床症状反复并伴有非梅毒螺旋体血清学试验的上述异常，属临床复发。遇到上述两种情况，首先考虑是否有再感染可能。若确定是复发，要排除神经梅毒可能，排除神经梅毒后应加倍药物剂量复治（治疗 2 个疗程，疗程之间间隔 2 周），梅毒抗体滴度下降至一定程度即不再下降，且长期维持在某一滴度范围（甚至终身），即为血清固定现象。

任何一方筛查阳性，都需通知其性伴侣，进行健康教育，确认有无感染以及既往治疗史。如性伴侣为阴性，建议在 6 周后和 3 个月后再次复查。早期梅毒的传染性强，在 3 个月之内有过性接触者，无论血清学检查结果如何，都应进行预防性抗梅毒治疗。

【孕期关注重点】

1. 落实高危管理

将梅毒感染孕产妇纳入"紫色"妊娠风险分级，进行高危孕产妇专案管理，加强孕期全程随访。

2. 抗病毒治疗

（1）孕产妇一旦发现梅毒感染，即刻开始治疗，可选择以下任意一种方案。苄星青霉素，240 万 U，分两侧臀部肌内注射，每周 1 次，连续 3 次为 1 个疗程。普鲁卡因青霉素，80 万 U/d，肌内注射，连续 15 天为 1 个疗程。

（2）若对青霉素过敏，在无头孢曲松过敏史的情况下使用头孢曲松，1 g/d，肌内注射或静脉滴注，连续 10 天为 1 个疗程。若对青霉素过敏且不能使用头孢曲松时，使用红霉素口服（禁用四环素、多西环素），每次 500 mg，4 次/d，连服 15 天为 1 个疗程。

（3）临产时发现已感染孕产妇，应立即启动并完成 1 个疗程的治疗。

（4）梅毒螺旋体血清学试验阳性、非梅毒螺旋体血清学试验阴性的孕产妇，应给予 1 个疗程的治疗。

（5）苄星青霉素治疗期间，若中断治疗超过 1 周，或采用其他药物（普鲁卡因青霉素、头孢曲松或红霉素）治疗期间，遗漏治疗 1 天或超过 1 天，均应重新开始计算疗程并继续治疗。

（6）治疗结束，应当定期随访。每月进行 1 次非梅毒螺旋体血清学试验定量检测，若 3~6 个月内非梅毒螺旋体血清学滴度未下降 1/4（2 个稀释度），或滴度上升 4 倍（2 个稀释度），或检测结果由阴转阳，应当立即再给予 1 个疗程的梅毒治疗。

（7）孕期用红霉素治疗的孕妇，分娩后应使用多西环素复治（多西环素，100 mg，2 次/d，连服 15 天）；治疗期间不能哺乳，所生婴儿应按照先天梅毒治疗方案给予相应的治疗。

（8）对于母亲孕期未接受规范治疗，且非梅毒螺旋体检测阳性的新生儿，按照先天梅毒治疗。

（9）感染孕产妇分娩前必须进行非梅毒螺旋体血清学试验定量检测，以便与所生新生儿非梅毒螺旋体血清学试验定量检测结果进行比较，以此作为后续诊治的依据。

3. 安全助产

为感染孕产妇提供安全助产服务，提倡自然分娩，避免将感染作为剖宫产指征。产前检查和分娩过程中尽量避免可能加重母婴传播危险的损伤性操作，包括会阴侧切、人工破膜、宫内胎儿头皮监测、使用胎头吸引器或产钳助产等。应严密观察并积极处理产程。尽可能保证新生儿接触母亲血液、羊水及分泌物的时间缩短，机会减少，减少分娩过程中的疾病传播。

参考文献

[1] 张艳萍. 产科临床诊疗精要［M］. 天津：天津科学技术出版社，2019.

[2] 陈文彦. 实用妇科疾病诊疗［M］. 长春：吉林科学技术出版社，2019.

[3] 史金腾，李真珍. 生殖健康全书［M］. 郑州：河南科学技术出版社，2019.

[4] 刁勤峰. 感染性疾病的诊断与综合治疗［M］. 开封：河南大学出版社，2020.

[5] 蒲杰. 预防艾滋病、梅毒和乙肝母婴传播技术与进展［M］. 成都：四川科学技术出版社，2015.

[6] 国家卫生健康委. 预防艾滋病梅毒和乙肝母婴传播工作规范（2020年版）［J］. 中国实用乡村医生杂志，2021，28（2）：10-11，20.

[7] 中国疾病预防控制中心性病控制中心，中华医学会皮肤性病学分会性病学组，中国医师协会皮肤科医师分会性病亚专业委员会. 梅毒，淋病和生殖道沙眼衣原体感染诊疗指南（2020年）［J］. 中华皮肤科杂志，2020，053（003）：168-179.

第三节　淋病

淋病是一种经典的性传播疾病，由淋病奈瑟菌（淋球菌）感染所致，表现为泌尿生殖系统黏膜的化脓性炎症。

【临床表现】

1. 宫颈炎　阴道分泌物增多，呈脓性或血性，有异味，子宫颈充血、红肿，子宫颈口有黏液脓性分泌物。可有外阴刺痒和烧灼感。

2. 尿道炎　尿痛、尿急、尿频甚至血尿。尿道口红肿、湿润，有触痛及少量脓性分泌物。

3. 前庭大腺炎　通常为单侧性，大阴唇下方局限性隆起，红、肿、热、痛。可形成脓肿，触及有波动感，局部疼痛明显。

4. 肛周炎　肛周潮红、轻度水肿，表面有脓性渗出物，伴瘙痒。

5. 并发生殖系统感染　包括子宫内膜炎、输卵管炎、盆腔炎等。症状表现为发热、寒战、恶心呕吐、下腹痛、腰痛及白带增多。

【诊断要点】

根据流行病学史、临床表现和实验室检查结果进行诊断。

（1）流行病学史　有不安全性行为，多性伴或性伴感染史，可有与淋病患者密切接触史，新生儿的母亲有淋病史。

（2）实验室检查

1）淋球菌培养　为淋病的确诊试验，适用于男、女性及除尿液外的其他所有临床标本的淋球菌检查。

2）核酸检测　核酸检测的敏感性高于培养，适用于各种类型临床标本的检测，用 PCR 等核酸检测技术在标本中检测到淋球菌核酸（DNA 或 RNA）为阳性。

【备孕指导】

淋球菌对柱状上皮及移行上皮有亲和力，常隐匿于女性泌尿生殖道，绝大多数通过性交经黏膜感染。孕产妇感染淋病，可引起自然流产、早产、胎膜早破、死胎、绒毛膜羊膜炎、胎儿发育迟缓等，此外，孕产妇患有淋病性阴道炎或宫颈炎，分娩时淋球菌可经产道使婴儿眼睛受到感染，而导致新生儿淋球菌性结膜炎，严重的会引起角膜溃疡，穿孔，甚至失明。

50％左右女性淋球菌感染者无明显症状，因此备孕男女双方建议行淋球菌的筛查。对于有症状发作者或确诊前 2 个月内与患者有过性接触的所有性伙伴，也都应做淋球菌的检查。

如孕前筛查感染淋病，应积极治疗。治疗淋病应遵循及时、足量、规则用药的原则。首选推荐方案：头孢曲松 1 g 单次肌内注射或静脉给药，或大观霉素 2g（宫颈炎 4g）单次肌内注射。如合并衣原体感染，加抗衣原体感染药物；出现并发症或病情较为严重者，必要时应积极住院治疗。

治疗期间，避免性交。治疗后要注意复查，以判断是否已经痊愈，双方痊愈后才宜备孕。

【孕期关注重点】

1. 妊娠期妇女一旦感染淋病，一般不主张急性期实施人工流产术，因该手术会使淋球菌侵入宫腔造成子宫、输卵管或盆腔感染。如夫妻双方要求放弃妊娠，也要先治愈淋病方可实施人工流产。

2. 妊娠期淋球菌感染按照非妊娠期患者的治疗原则，禁用氟喹诺酮类和四环素类药物，妊娠中期 3 个月内应避免使用甲硝唑。对于推断或确诊合并沙眼衣原体感染的孕妇，推荐加用红霉素或阿莫西林治疗。

参考文献

[1] 乔杰，徐丛剑，李雪兰作. 国家卫生健康委员会"十四五"规划教材全国高等学校器官系统整合教材女性生殖系统与疾病：第2版［M］. 北京：人民卫生出版社，2021.

[2] 朱俊真. 临床预防出生缺陷指导手册：第2版［M］. 北京：科学普及出版社，2021.

[3] 王千秋，刘全忠，徐金华，等. 性传播疾病临床诊疗与防治指南［M］. 上海：上海科学技术出版社，2020.

[4] 刘金权，仝麟龙. 传染病防控知识简明读本［M］. 郑州：中原农民出版社，2020.

第四节　沙眼衣原体

沙眼衣原体是一种寄生在细胞内的微生物。生殖道沙眼衣原体感染是很常见的性传播疾病，其临床过程常隐匿、迁延，症状轻微。

【临床表现】

1. 宫颈炎　宫颈为衣原体最常见的感染部位，常为无症状感染；或表现为脓性白带、宫颈充血、水肿、接触性出血。

2. 尿道炎　可出现尿痛、尿频、尿急，常同时合并宫颈炎，体格检查可发现尿道口充血潮红，微肿胀或正常，可有少量黏液脓性分泌物溢出。

3. 盆腔炎　如未治疗或治疗不当，部分患者可上行感染而发生盆腔炎，表现为下腹痛、腰痛、性交痛、阴道异常出血、阴道分泌物异常等，急性发病时伴有高热、寒战、头痛、食欲不振等全身症状。体格检查可发现下腹部压痛、宫颈胀痛，可扪及增粗的输卵管或炎性肿块。

【诊断要点】

根据流行病学史、临床表现和实验室检查结果进行诊断。

（1）流行病学史　有不安全性行为，多性伴或性伴感染史，新生儿的母亲有泌尿生殖道沙眼衣原体史。

（2）实验室检查

1）衣原体培养：适用于男性尿道拭子、女宫颈管拭子标本的衣原体细胞培养检查，敏感性高，但耗时且费用高。

2）核酸检测：检测男性尿道拭子、女性宫颈管拭子或男女性尿液标本沙眼衣原体核酸阳性，其敏感性和特异性高，推荐使用。

3）抗原检测：酶联免疫吸附试验、直接免疫荧光法或快速免疫层析试验检测男性尿道拭子、女性宫颈管拭子标本沙眼衣原体抗原阳性。

4）抗体检测：新生儿衣原体肺炎病例沙眼衣原体 IgM 抗体滴度升高，有诊断意义。

【备孕指导】

沙眼衣原体对柱状上皮及移行上皮有亲和力，绝大多数通过性交经黏膜感染，可引起宫颈黏膜炎、子宫内膜炎、输卵管炎、盆腔炎，最后导致不孕或输卵管妊娠。孕产妇感染衣原体，可引起自然流产、早产、胎膜早破、死胎、绒毛膜羊膜炎、胎儿发育迟缓等；此外，胎儿或新生儿可通过宫内、产道及出生后感染，经产道感染是最主要的感染途径。新生儿可经母婴传播患新生儿结膜炎和肺炎。

70％左右女性衣原体感染者无明显症状，因此备孕男女双方建议行衣原体的筛查。对于有症状发作者或确诊前 2 个月内与患者有过性接触的所有性伴，也都应做衣原体检查。

如孕前筛查任何一方感染，双方均应积极治疗。治疗原则：早期诊断，早期治疗；及时、足量、规则用药。推荐方案：阿奇霉素，第 1 天 1 g，以后 2 天每天 0.5 g，共 3 天；或多西环素 0.1 g，每天 2 次，共 10～14 天。

治疗期间，患者及其性伴在完成疗程前（阿奇霉素方案治疗后 7 天内，或其他抗生素 7～14 天治疗方案完成前）应避免性行为。治疗后要注意接受随访复查，以判断是否已经痊愈，抗原检测试验为疗程结束后 2 周，核酸扩增试验为疗程结束后 4 周。对于女性患者，建议在治疗后 3～4 个月再次进行沙眼衣原体检测，以发现可能的再感染，防止盆腔炎或其他并发症发生。双方痊愈后才宜备孕。

【孕期关注重点】

1. 妊娠期妇女一旦感染衣原体，推荐使用：阿奇霉素，第 1 天 1 g，以后 2 天每天 0.5 g；或阿莫西林 0.5 g，每天 3 次，共 7 天。

2. 妊娠期忌用四环素类及氟喹诺酮类　妊娠期感染经治疗后建议做判愈试验。在行判愈试验后 3 个月和妊娠后 3 个月还应重复做生殖道沙眼衣原体检测，以减少或避免胎儿或新生儿感染，确认痊愈后才能经阴道分娩。

参考文献

［1］朱俊真. 临床预防出生缺陷指导手册：第 2 版［M］. 北京：科学普及出版社，2021.

［2］中国疾病预防控制中心性病控制中心，中华医学会皮肤性病学分会性病学组，中国医师协会皮肤科医师分会性病亚专业委员会. 梅毒、淋病和生殖道沙眼衣原体感染诊疗指南（2020 年）［J］. 中华皮肤科杂志，2020（3）：168－179.

［3］贺东杰，胡章一，常晶. 实用皮肤病与性病学 ［M］. 北京/西安：世界图书出版公司，2019.

［4］张学军，郑捷. 皮肤性病学：第9版 ［M］. 北京：人民卫生出版社，2019.

［5］赵霞，马丁. 妇产科学 ［M］. 北京：高等教育出版社，2018.

［6］李东宁，耿承芳. 妊娠与皮肤性病 ［M］. 上海：复旦大学出版社，2011.

［7］张凤. 临床妇产科诊疗学 ［M］. 昆明：云南科学技术出版社，2020.

第五节　尖锐湿疣

尖锐湿疣是由人乳头状瘤病毒（HPV）引起的皮肤、黏膜上皮组织和纤维组织瘤样增生性疾病，发生在男女生殖器部位，好发于性活跃年轻男女。易与多种性传播疾病，如淋病、滴虫、衣原体、梅毒等并存。

【临床表现】

尖锐湿疣主要侵犯外阴、阴道、宫颈、肛周皮肤和黏膜等温暖潮湿的部位。病灶最初为针尖大小的丘疹，逐渐发展为乳头状和疣状赘生物，表面粗糙，呈簇状，或呈鸡冠状、菜花状、桑葚状。

【诊断要点】

根据流行病学史和典型的病灶特征进行诊断。

（1）流行病学史　有不安全性行为，多性伴或性伴感染史。

（2）体征　生殖器或肛门部位出现单个或多个丘疹状、乳头状、菜花状、鸡冠状等肉质赘生物，表面粗糙角化，一般可做出诊断。

（3）醋酸白试验　对不典型损害可做醋酸试验、组织病理检查。醋酸白试验：用3％～5％醋酸溶液湿敷于待检皮肤损害处，3～5分钟内见到均匀一致的变白区域为阳性。该试验敏感性和特异性尚不清楚，因此存在一定的假阳性和假阴性。

（4）HPV核酸检测　对可疑损害标本进行HPV核酸检测，并可进行HPV型别鉴定。

【备孕指导】

HPV病毒主要感染上皮细胞，主要通过性交感染，其次为密切生活接触，如共用浴盆、毛巾、衣物等。妊娠期机体抵抗力低下，HPV感染率高；又因血运丰富、局部潮湿等因素影响，病变区域可进一步扩大。此外，孕产妇患病，可经阴道分娩传染给新生儿，可引起幼儿喉头瘤，发生率为

1/1000~1/400。如病灶广泛存在于外阴、阴道和宫颈处，经阴道分娩时容易发生软产道裂伤，甚至大出血。

如孕前筛查感染尖锐湿疣，应积极治疗，并积极筛查 HIV、梅毒、淋球菌等感染情况。目前暂无方法根除 HPV，治疗目的是尽可能消除疣体及周围的亚临床感染以预防或减少复发。

根据皮肤损害区域大小、部位选择不同的治疗方法。同时应对性伴侣进行检查和治疗。药物治疗（单个疣体直径＜5 mm，疣体团块直径＜10 mm，疣体数目＜15 个）推荐方案：0.5％鬼臼毒素，每天外用 2 次，连用 3 天，随后停药 4 天，7 天为 1 个疗程。如有必要，可重复治疗达 3 个疗程，有破损的皮肤损伤处不适合用。或使用 5％咪喹莫特霜外用，每 2 天 1 次，晚间用药，用药 10 小时后，以肥皂和水清洗用药部位，最长可用 4 个月。目前多采用冷冻、电灼、激光治疗，大体积疣也可行手术切除。

【孕期关注重点】

1. 妊娠期妇女一旦发现尖锐湿疣，应积极治疗，以免病变扩大影响经阴道分娩和传染给胎儿。

2. 不宜使用腐蚀性药物，如氟尿嘧啶（5－Fu）有吸收进入血液循环使胎儿中毒的危险，鬼臼毒素对胎儿有潜在致畸作用。可用 1％酞丁安乳膏涂搽，3~5 次/d，4~6 周可痊愈，若病灶有蒂且大，可行冷冻、电灼、激光治疗，也可行手术切除。妊娠晚期高度充血，易发生出血，应综合评估手术风险。

3. 尖锐湿疣不是剖宫产指征，应评估病灶大小和出血风险，如巨大病灶堵塞软产道，可择期行剖宫产分娩。

参考文献

[1] 贺东杰，胡章一，常晶. 实用皮肤病与性病学［M］. 北京/西安：世界图书出版公司，2019.

[2] 李东宁，耿承芳. 妊娠与皮肤性病［M］. 上海：复旦大学出版社，2011.

[3] 赵霞，马丁. 妇产科学［M］. 北京：高等教育出版社，2018.

[4] 周曰序. 高危妊娠临床指南［M］. 天津：天津科学技术出版社，2003.

[5] 党林. 新编皮肤性病学［M］. 开封：河南大学出版社，2021.

[6] 王千秋，刘全忠，徐金华，等. 性传播疾病临床诊疗与防治指南［M］. 上海：上海科学技术出版社，2020.

第十一章 遗传疾病

第一节 珠蛋白生成障碍性贫血

珠蛋白生成障碍性贫血是一种遗传性血液疾病，又称海洋性贫血，因最早发现于地中海区域得名，当患者体内不能产生足够的称为血红蛋白的蛋白质时引起贫血。珠蛋白生成障碍性贫血患者可能患有轻度或重度贫血，甚至可能导致死亡。

【临床表现】

珠蛋白生成障碍性贫血可以通过基因由父母传给其子女。有两种主要类型：α珠蛋白生成障碍性贫血和β珠蛋白生成障碍性贫血。根据基因型及贫血程度划分，α珠蛋白生成障碍性贫血可分为静止型、轻型、中间型、重型；β珠蛋白生成障碍性贫血可分为轻型、中间型、重型。

轻中度贫血使人感到疲倦，皮肤苍白；也可能有骨骼问题、脾大、皮肤发黄、尿色深、儿童生长缓慢等表现。

重型α珠蛋白生成障碍性贫血胎儿期即可出现重度贫血、严重水肿、肝脾大、发育迟缓、胎盘水肿增厚，基本不能存活至出生；母亲并发镜像综合征、妊娠期高血压疾病等。

重型β珠蛋白生成障碍性贫血胎儿期无临床表现；出生6个月后贫血进行性加重，每月需要输血和祛铁治疗，若不积极治疗，一般存活不到成年，且长期输血可引起铁离子超负荷，导致出现心脏或肝脏疾病、感染和骨质疏松症。

【诊断要点】

珠蛋白生成障碍性贫血表现为小细胞低色素性贫血，孕前或孕早期可以通过血常规、血红蛋白电泳或血红蛋白高效液相色谱进行筛查。

当血常规提示血红蛋白正常或不同程度下降、$MCV < 82$ fL、$MCH < 27$ pg时，应结合血红蛋白电泳结果评估，警惕是否有珠蛋白生成障碍性贫血。

对可疑的贫血基因携带者，应进一步行基因检测以明确诊断和分型。为避免漏诊，建议有条件者同时行 α 珠蛋白生成障碍性贫血和 β 珠蛋白生成障碍性贫血基因检测（尤其是血红蛋白电泳 HbA2 升高者）；仅为血常规MCV＜82 fL 和（或）MCH＜27 pg 者，也应进行珠蛋白生成障碍性贫血基因检测，并同时检测血清铁蛋白，排除缺铁性贫血。

【备孕指导】

珠蛋白生成障碍性贫血的筛查应该在妊娠前或在妊娠中期进行。特别是夫妻一方或双方来自具有较高携带风险的种族或地区，例如我国长江以南为高发区，尤以两广地区最为严重，广西和广东地区珠蛋白生成障碍性贫血基因携带率分别高达 20％和 10％。有条件的夫妇应在婚前或计划妊娠前进行珠蛋白生成障碍性贫血和血红蛋白病的筛查。

珠蛋白生成障碍性贫血是常染色体隐性遗传病，若夫妻双方均为已知的同型珠蛋白生成障碍性贫血基因携带者，子代患重型珠蛋白生成障碍性贫血的风险增大。应在妊娠前或妊娠中期至有产前诊断资质的医院进行遗传咨询，可通过在妊娠前行胚胎植入前遗传学诊断或在自然妊娠后尽早行产前诊断，以避免生育重型珠蛋白生成障碍性贫血患儿。

此外，珠蛋白生成障碍性贫血患者对叶酸的需求更高，建议所有患有珠蛋白生成障碍性贫血的女性均需要在计划妊娠前 3 个月开始每天补充 5 mg 叶酸以预防神经管缺陷。轻型珠蛋白生成障碍性贫血患者临床上多无贫血症状或症状轻微，非孕期一般不需特殊处理。

中间型、重型珠蛋白生成障碍性贫血患者在计划妊娠前应进行超声心动图和心电图检查，了解心脏结构与功能及有无与铁相关的心肌病和心律失常。同时进行超声检查评估肝脏、胆囊以及脾脏情况，排查有无肝硬化和胆石症。合并糖尿病者孕前需将血糖控制在良好范围，并在计划妊娠前 3 个月停用铁螯合剂地拉罗司和去铁酮。

【孕期关注重点】

因珠蛋白生成障碍性贫血为遗传性疾病，若在产检中首次发现为 α 珠蛋白生成障碍性贫血和（或）β 珠蛋白生成障碍性贫血患者，建议遗传咨询后对孕妇丈夫进行珠蛋白生成障碍性贫血基因检测，明确是否携带同型珠蛋白生成障碍性贫血基因变异。夫妇双方为同型珠蛋白生成障碍性贫血时，胎儿有 1/4 概率同时遗传到父亲和母亲的缺陷基因，导致胎儿患比父母亲贫血症状更严重的珠蛋白生成障碍性贫血。为避免重型珠蛋白生成障碍性贫血患儿出生，可于妊娠 12 周左右抽取绒毛或妊娠 16 周之后抽取胎儿羊水或妊娠 24 周后抽取胎儿脐带血行珠蛋白生成障碍性贫血基因检测，在产前明确胎儿珠蛋白生成障碍性贫血基因型，从而预测胎儿出生后贫血严重程度。

　　轻型珠蛋白生成障碍性贫血患者孕期与造血有关的微量元素，如维生素 B_{12}、叶酸或铁缺乏，可能会使患者合并缺铁或其他营养不良性贫血。孕期可以通过检查铁蛋白水平，及时补充铁剂，防止发生与缺铁性贫血相关的母儿并发症。中间型珠蛋白生成障碍性贫血患者孕期血红蛋白多为 $60\sim80$ g/L，若贫血症状重，需输血治疗。重型珠蛋白生成障碍性贫血患者孕期血红蛋白多低于 60 g/L，需要少量多次输血治疗，以使血红蛋白$>$80 g/L。重型珠蛋白生成障碍性贫血孕妇都应在妊娠 28 周行心脏功能的评估，并适时复查。重型珠蛋白生成障碍性贫血孕妇可能会出现新的内分泌症状，如糖尿病、甲状腺功能减退症和甲状旁腺功能减退症。甲状腺功能减退症患者妊娠期间应给予相应治疗并监测甲状腺功能。合并糖尿病的孕妇可通过每月查血清果糖胺浓度监测血糖水平，同时孕期要做好深静脉血栓的风险评估和预防。单纯珠蛋白生成障碍性贫血并不是剖宫产的指征，孕妇可视其他身体条件情况选择经阴道分娩。

参考文献

[1] 徐湘民. 珠蛋白生成障碍性贫血预防控制操作指南 [M]. 北京：人民军医出版社，2011.

[2] 中华医学会围产医学分会，中华医学会妇产科学分会产科学组. 珠蛋白生成障碍性贫血妊娠期管理专家共识 [J]. 中华围产医学杂志，2020，23 (9)：577-584.

第二节　智力障碍

　　智力障碍（intellectual disability，ID），又称精神发育迟滞（mentally retarded，MR），是指学习能力障碍和功能受限。智力障碍可能导致孩子的学习和发展速度比同龄的其他孩子慢。1988 年全国 8 个省的流行病学调查结果显示：在 $0\sim14$ 岁儿童中，智力发育障碍的患病率为 1.2%，其中城市占比 0.7%，农村占比 1.4%；男性患者略多于女性，男、女之比约 1.5∶1。智力障碍的最常见病因有遗传、先天缺陷、新生儿窘迫和感染，其他病因包括严重的头部受伤、颅内疾病和精神受创等。

由于不适当节食，到后期可能产生神经性厌食而致病的风险。②代谢性疾病如甲状腺功能亢进症、糖尿病。③其他慢性疾病如慢性消化道疾病、慢性肝病、慢性心衰、恶性肿瘤、慢性隐匿性感染、精神神经因素等。

【备孕指导】

1. 查找消瘦的原因　如因疾病所致的营养不良，应先处理基础疾病；如为营养摄入不足引起的消瘦，应将体重调整至适宜水平，即将孕前体重调整至 $18.5\sim23.9\ kg/m^2$，并确保身体健康和营养状况良好再怀孕。

2. 因蛋白质热能摄入不足引起的体重消瘦（$BMI<18.5\ kg/m^2$）的备孕妇女，在饮食上可通过适当增加食物量和规律运动来增加体重，每天可有 $1\sim2$ 次的加餐。如每天增加牛奶 $100\sim200\ mL$，或粮谷类/畜肉类 $50\ g$，或蛋类/鱼类 $75\ g$，或坚果 $10\ g$。

3. 因蛋白质热能摄入不足引起的体重消瘦应降低能量消耗，如避免较长时间的有氧运动。另外可以适当增加抗阻运动，如举哑铃、上肢负重运动、弹力带训练等运动。

【孕期关注重点】

1. 监测体重　除了使用校正准确的体重秤，还要注意每次在固定的时间段称重。如晨起空腹时，称重前排空大、小便，脱鞋，仅着单衣，以保证测量数据的准确性和监测的时效性。从备孕期开始，每周至少称重 1 次，使体重在整个孕期按计划适宜增长。单胎妊娠孕期体重增长范围：推荐我国孕前低体重者增重 $11\sim16\ kg$，其中孕早期增重不超过 $2kg$，孕中晚期每周增重约 $0.46\ kg$。

2. 孕期要定期监测胎儿发育情况，及时发现和纠正胎儿营养不良。

参考文献

［1］张立民. 住院医师内科读本［M］. 杭州：浙江工商大学出版社，2017.

［2］中国营养学会. 中国居民膳食指南（2022 年）［M］. 北京：人民卫生出版社，2022：179-182.

［3］中国营养学会，中国妇女妊娠期体重监测与评价［S］. ICS11. 020，T/CNSS 015-2022.

第三节　维生素 D 缺乏

维生素 D 类是一大类脂溶性固醇类物质，并具有钙化醇生物活性的物质，

以维生素 D_2 及维生素 D_3 最为常见。

【临床表现】

维生素 D 缺乏可导致肠道吸收钙、磷减少，肾小管对钙和磷的重吸收减少，影响骨钙化，造成骨骼和牙齿的矿物质异常。成人尤其是孕妇、乳母缺乏维生素 D 可使成熟的骨骼脱钙而发生骨质软化症，骨骼容易变形，孕妇骨盆变形可致难产。

【诊断要点】

1. 根据实验室检查结果进行诊断

（1）血清 25 - OH - VitD<10 ng/mL（<25 nmol/L）为严重缺乏。

（2）血清 25 - OH - VitD<20 ng/mL（50 nmol/L）为维生素 D 缺乏。

（3）血清 25 - OH - VitD20～30 ng/mL（50～75 nmol/L）为维生素 D 不足。

（4）血清 25 - OH - VitD>30 ng/mL（>75 nmol/L）为维生素 D 充足。

2. 临床表现参考诊断　肌肉酸痛或手足抽搐或腰酸背痛。骨软化症早期症状不明显，逐渐出现乏力、骨痛、行走困难，严重者出现四肢长骨、肋骨、骨盆和脊柱等处的病理性骨折，身高变矮，甚至卧床不起。维生素 D 缺乏、维生素 D 代谢异常及作用异常是佝偻病和骨软化症的重要病因。

【备孕指导】

1. 孕前保健筛查时一旦发现血清 25 - OH - VitD<20 ng/mL（50 nmol/L）即可诊断为维生素 D 缺乏，应积极治疗。对所有维生素 D 缺乏的成年人，建议用 50000 IU/周或 6000 IU/d 的维生素 D_2 或维生素 D_3 8 周，使血清 25 - OH -VitD 水平达 30 ng/mL（75 nmol/L）以上，继而以 1500～2000 IU/d 维持。建议监测血清钙水平。启动维生素 D 治疗后 3～6 个月，再检测血清 25 - OH -VitD 水平，以判断疗效和调整剂量。

2. 无条件检测 25 - OH - VitD 时可根据疾病史或既往史诊断性使用维生素 D 剂治疗，症状改善则判定治疗有效。预防营养缺乏性佝偻病/骨软化症需保证足够的维生素 D 与钙的营养。充足日照是预防维生素 D 缺乏最为安全和经济有效的办法。缺乏日照时建议补充维生素 D 预防维生素 D 缺乏。维生素 D 缺乏佝偻病/骨软化症患者给予充足的普通维生素 D 和钙剂干预后，常有显著疗效。

【孕期关注重点】

维生素 D 缺乏与环境和遗传因素有关。影响维生素 D 水平的因素很多，包括年龄、肤色、季节、地理纬度、海拔、日照时间、着装习惯、防晒措施、饮食习惯、空气污染、肥胖以及影响维生素 D 代谢的药物等。建议妊娠和哺乳期妇女补充维生素 D 1500～2000IU/d，而具有维生素 D 缺乏高风险者可耐受上限是 10000IU/d。孕期应积极检测血清 25 - OH - VitD。

参考文献

[1] 廖祥鹏，张增利，张红红，等．维生素 D 与成年人骨骼健康应用指南（2014 年标准版）[J]．中国骨质疏松杂志，2014，9：1011 - 1030.

[2] 孙长颢，凌文华，黄国伟，等．营养与食品卫生学．国家卫生健康委员会"十三五"规划教材：第 8 版 [M]．北京：人民卫生出版社，2020.

[3] 中华医学会骨质疏松和骨矿盐疾病分会．维生素 D 及其类似物临床应用共识 [J]．中华骨质疏松和骨矿盐疾病杂志，2018，11（1）：1 - 19.

第十三章　不孕症

育龄期女性，有正常性生活未采取任何避孕措施，同居 1 年未妊娠者或由于个人和（或）伴侣的生育能力受损未妊娠者，称为不孕症（infertility）。

【临床表现】

不孕症根据女方、男方既往有无与配偶的临床妊娠史可分为原发性和继发性不孕症；根据病因，可分为女性因素不孕症、男性因素不孕症和原因不明不孕症。多项流行病学调查结果显示，不孕夫妇中，女方因素占 40％～50％，男方因素占 25％～40％，男女双方共同因素占 20％～30％，不明原因不孕约占 10％。女性不孕的病因主要包括排卵因素、输卵管因素、子宫内膜异位症、子宫因素、宫颈因素等。男性因素不孕症主要是由于男性性功能障碍和（或）精液异常，精液异常包括无精子症、少或弱精子症、畸形精子症、单纯性精浆异常等。

【诊断要点】

一、女性因素不孕症

（一）病史采集

主要针对月经情况及相关的影响因素、婚育史、可能影响输卵管通畅度和盆腔环境的高危因素进行询问，初步判断是否存在排卵障碍或盆腔因素可能。需要关注既往相关特殊病史和用药史及过敏史，如甲状腺疾病、泌乳、多毛症、盆腔炎性疾病、性传播疾病、盆腹腔疼痛及性交疼痛史等。

（二）体格检查

体格检查包括全身检查和妇科检查。全身检查：体格发育及营养状况，如身高、体重、体脂分布特征、嗅觉、第二性征及有无皮肤改变和甲状腺肿大等。妇科检查外阴发育、阴毛分布第二性征、阴道和宫颈异常排液和分泌物；子宫大小、形状、位置和活动度；附件包块和压痛；直肠子宫陷凹处的包块、触痛和结节；盆腔和腹壁压痛和反跳痛；盆腔包块。

（三）辅助检查

辅助检查包括排卵评估、卵巢储备功能评估、宫颈因素评估、子宫异常

治疗史、治疗效果、副作用、生育需求迫切性和治疗成本等因素。包括期待治疗和积极治疗，积极治疗包括诱发排卵、人工授精、体外受精-胚胎移植、腹腔镜手术等。

（1）期待治疗　需个性化管理，特别关注年龄和不孕年限；推荐年龄＜35 岁的女性（无卵巢功能减退证据），不孕年限≤2 年，可选择期待治疗 6～12 个月。如仍未孕，可考虑行积极治疗；不推荐年龄＞35 岁、不孕年限≥3 年的夫妇进行期待治疗。

（2）腹腔镜手术治疗　①不孕年限＞3 年或对疑有Ⅰ/Ⅱ期子宫内膜异位症或者有盆腔粘连危险因素的患者可考虑进行腹腔镜手术评估和治疗。②在腹腔镜手术前应考虑尝试诱导排卵（Ovulation induction，OI）＋指导同房治疗 3～6 个周期。③术后 OI 3～6 个周期，如仍不孕，可考虑转体外受精胚脂移植术（in vitro fertilization and embryo transfer，IVF-ET）助孕。

（3）人工授精治疗　建议年龄＜35 岁的期待治疗未孕的患者，尝试 OI＋宫内人工授精（intrauterine insemination，IUI）治疗 3～6 个周期，如果仍不孕，可考虑转 IVF-ET 助孕。

（4）IVF-ET 助孕治疗　建议＜35 岁患者经过期待治疗、OI＋IUI3～6 个周期治疗仍未受孕，可考虑进行 IVF-ET 助孕；对＞35 岁且不孕年限较长（＞3 年）的患者可尝试 OI＋IUI 治疗或直接行 IVF-ET 助孕。

5. 辅助生殖助孕治疗

辅助生殖技术（asisted reproductive techniques，ART）指在体外对配子和胚胎采用显微操作等技术，帮助不孕夫妇受孕的一组方法，包括人工授精、体外受精胚胎移植及其衍生技术等。

【孕期关注重点】

1. 辅助生殖助孕的孕妇，孕期需注意均衡饮食，定期监测血压、血糖、血脂水平，规律生活，不熬夜；预防妊娠糖尿病和妊娠期高血压疾病的发生。

2. 加强产前检查，完成产前唐氏筛查、无创 DNA 和四维 B 超，必要时行羊水穿刺-产前诊断，遗传科就诊。

3. 孕期特别注意监测生殖道细菌感染、宫颈长度、胎盘成熟度和胎儿宫内发育等，注意腹痛和阴道流血、流液情况。

参考文献

[1] 陈子江，刘嘉茵，黄荷凤，等. 不孕症诊断指南 [J]. 中华妇产科杂志，2019，54

（8）：505－511.

［2］梁晓燕，方丛，黄睿，等．辅助生殖临床技术：实践与提高［M］．北京：人民卫生出版社，2018.

［3］世界卫生组织．世界卫生组织人类精液检查与处理实验室手册［M］．5版．北京：人民卫生出版社，2011.

［4］杨一华，黄国宁，孙海翔，等．不明原因不孕症诊断与治疗中国专家共识［J］．生殖医学杂志，2019，28（9）：984－992.

［5］林小娜，黄国宁，孙海翔，等．输卵管性不孕诊治的中国专家共识［J］．生殖医学杂志，2018，27（11）：1048－1056.

［6］Broeze KA，Opmeer BC，Van Geloven N，et al．Are patient characteristics associated with the accuracy of hysterosalpingography in diagnosing tubal pathology? An individual patient data meta-analysis［J］．Hum Reprod Update，2011，17（3）：293－300.

［7］乔杰．重视不孕症的规范化诊治［J］．实用妇产科杂志，2020，36（5）：321－324.

［8］Femaleage-related fertility decline．Committee Opinion No．589［J］．Fertil Steril，2014，101：633.

［9］子宫腺肌病伴不孕症诊疗中国专家共识编写组．子宫腺肌病伴不孕症诊疗中国专家共识［J］．中华生殖与避孕杂志，2021，41（4）：287－295.

［10］黄薇，冷金花，裴天骄，等．子宫内膜异位症患者生育力保护的中国专家共识（2022版）［J］．中华妇产科杂志，2022，57（10）：733－739.

［11］谢幸，孔北华，段涛，等．妇产科学［M］．9版．北京：人民卫生出版社，2018.

第十四章　复发性流产

复发性流产（recurrent spontaneous abortion，RSA）的定义目前尚存争议，主要集中在流产孕周、流产次数、流产是否连续发生以及是否包含生化妊娠等方面。《自然流产诊治中国专家共识2020版》中关于RSA的定义：将连续发生2次及以上妊娠28周前的胚胎丢失定义为RSA，包括生化妊娠。

【临床表现】

自然流产（spontaneous abortion，SA）是妇产科最常见的妊娠并发症之一。育龄期女性发生1次SA的风险为10%左右。SA通常是指一定妊娠孕周前的妊娠过程失败，主要包括生化妊娠、空孕囊、胚胎发育逐渐停止、胚胎或胎儿死亡以及胚胎及其附属物排出等表现。

复发性流产（recurrent spontaneous abortion，RSA）的发生率为1%～5%，RSA的复发风险随着流产次数的增加而上升，曾有3次以上连续自然流产史的患者再次妊娠后胚胎丢失率为40%～80%。

【诊断要点】

1. 自然流产　我国将妊娠不足28周，胎儿体重不足1000g而妊娠终止者定义为SA，生化妊娠纳入SA管理。

2. 复发性流产　《自然流产诊治中国专家共识（2020版）》建议将连续发生2次及2次以上自然流产，在妊娠28周之前的胎儿丢失定义为复发性自然流产，包括连续发生的生化妊娠，强调流产的连续性和重视流产的再发风险。

【备孕指导】

一、病因筛查

对初次就诊有备孕需求的RSA患者应仔细采集病史及家族史，有助于初步评估患者可能的流产原因和预后，以便更有针对性地进行病因学筛查。

对于RSA患者建议进行全面而系统的病因筛查。在已知的病因中，母体免疫学因素（包括自身免疫和同种免疫）、易栓因素（包括遗传性和获得性易栓症）、女性生殖道解剖结构异常以及内分泌异常是最重要的 4 种病因。

（一）病史及家族史

采集内容主要包括夫妇双方的年龄、患者的月经史、婚育史、家族史、手术史、有无内科并发症、有无传染病史以及其他既往史、生活习惯（吸烟、饮酒等）、不良环境暴露、BMI 等。婚育史：妊娠次数及每次妊娠结局，包括生化妊娠、异位妊娠、葡萄胎、人工流产、自然流产、胎儿生长受限、羊水过少、胎儿畸形、引产、早产、足月产等。复发性流产的每次流产孕周、有无诱因及特殊伴随症状、胎儿有无畸形及是否进行过流产物染色体核型分析、每次流产的治疗经过和用药情况。家族史：主要包括家族成员有无不良妊娠史、自身免疫病史、血栓史及近亲婚配史等。

（二）染色体检查

对仅有 1 次流产史的夫妇不推荐常规进行夫妇外周血染色体核型分析；对 RSA 夫妇推荐进行外周血染色体核型分析；推荐对流产物均进行拷贝数分析，有条件者进行全外显子基因检测。

1. 夫妇染色体异常

3%～8% 的 RSA 夫妇中至少有一方存在染色体异常，其中 92.9% 为结构异常，少部分为数目异常。染色体结构异常包括相互易位、嵌合体、环状染色体、染色体插入、倒位、缺失以及复杂重复等；常见的染色体数目异常有特纳综合征（45，XO）、克氏综合征（47，XXY）等。

2. 胚胎染色体异常

流产发生得越早，胚胎染色体异常的发生率越高。早期流产的胚胎染色体异常以非整倍体为主，在停止发育的胚胎中染色体核型异常发生率约为 50%，其中约 86% 为数目异常，6% 为结构畸变。胚胎染色体异常与母体年龄增大有关，高龄孕妇胚胎染色体异常检出率明显上升。

（三）自身免疫因素

常见的与 SA 等不良妊娠有关的自身免疫性疾病主要包括抗磷脂综合征（APS）、系统性红斑狼疮（SLE）、未分化结缔组织病（UCTD）、干燥综合征（SS）、类风湿关节炎（RA）和系统性硬化症（SSc）等。

抗磷脂综合征是一种以循环中存在中高滴度的抗磷脂抗体谱（aPLs），伴有静脉或动脉血栓形成和（或）早期 RSA、FGR、死胎、子痫前期和胎盘功能不全等不良妊娠结局以及不孕等临床表现的综合征。APS 诊断标准的 aPLs 包括狼疮抗凝物（lupus anticoagulant，LA）、aCL-IgG/IgM、β_2-GP1-IgG/

IgM；在非标准 aPLs 谱中，IgG 型 PS/PT 和 IgG 型 β_2-GP1 结构域 1 在诊断 APS 中显示出更好的诊断和预测预后价值。对于 RSA 患者，目前推荐常规进行标准 aPLs 的筛查，对于非标准 aPLs 是否进行筛查尚未达成共识。

1. 推荐项目　标准 aPLs（LA、aCL-IgG/IgM 亚型、抗 β_2-GP1 抗体 IgG/IgM 亚型）、ANA 谱包括可提取核抗原抗体（extractable nuclear antigens，ENA）（如 SSA、SSB、URNP、抗核小体抗体等）、抗双链 DNA 抗体（anti-double strand DNA antibody，anti-dsDNA）、TPOAb、TGAb。

2. 备查项目　非标准型 aPLs（IgG 型 PS/PT 和 IgG 型 β2-GP1 结构域 1）、类风湿因子（rheumatoid factor，RF）、抗环瓜氨酸肽抗体（anti-cyclic citrullinated peptide antibody，anti-CCP）、抗中性粒细胞抗体（anti-neutrophil cell antibody，ANCA）、ESR，补体 C3，补体 C4 及 CH50，免疫球蛋白 IgG、IgM、IgA 等。

3. 建议筛查至少 3 次，每次间隔 4~6 周（aPLs 至少间隔 12 周，2 次阳性才能诊断 APS，aCL 需中高滴度阳性），ANA 谱检测推荐采用间接免疫荧光方法，反复 1∶80 阳性以上临床意义明确。不推荐进行抗精子抗体、抗子宫内膜抗体、抗卵巢抗体筛查。

（四）同种免疫因素

不明原因 RSA（unexplained RSA，URSA）的发病与母胎免疫耐受失衡有关，因此，URSA 也可以称为同种免疫型 RSA。目前，尚无国际公认的特异性诊断标准，对其诊断仍然使用排除法，即经过严格的全面筛查排除已知的所有病因，还需符合下列条件。

（1）与同一配偶连续发生 3 次及以上小于 12 周的妊娠丢失。

（2）流产物染色体正常。

（3）无 12 周以上（含 12 周）的妊娠史（包括晚期自然流产史、早产史、活产史）。

（4）不推荐同种免疫型 RSA 患者筛查外周血淋巴细胞亚群、细胞因子谱、封闭抗体以及 HLA 多态性。

（五）易栓症（血栓前状态）

根据发病原因分为遗传性易栓症和获得性易栓症两种。

（1）遗传性易栓症　指各种抗凝血因子或纤溶活性基因缺陷而导致易于血栓形成的一类遗传性疾病。包括抗凝蛋白（蛋白 C、蛋白 S、抗 AT）缺陷症、凝血因子 V Leiden 突变、遗传性高同型半胱氨酸血症（Hhcy）、凝血酶原基因突变等。遗传性 PTS 与深静脉血栓及妊娠中晚期胎儿丢失关系密切，与早期 RSA 关系尚不确定。

（2）获得性易栓症　包括 APS、获得性 Hhcy 以及各种易于导致血栓形成的结缔组织病如 SLE、病程较长且病情控制不良的高血压、糖尿病、慢性肾病、长期卧床、激素替代等。

易栓症在妊娠期可导致患者子宫螺旋动脉或绒毛血管微血栓形成，甚至形成多发性胎盘梗死灶，导致子宫-胎盘循环血液灌注不良，增大 RSA 和胎死宫内的危险。

（1）推荐项目包括凝血酶时间（TT）、活化部分凝血活酶时间（APTT）、凝血酶原时间（PT）、纤维蛋白原、D－二聚体、血小板聚集率（AA、ADP）、血清 hcy、aPLs 等。

（2）备查项目　血栓弹力图（TEG）、凝血酶抗凝血酶复合物（TAT）、血栓调节蛋白（TM）、蛋白 C、蛋白 S、抗凝血酶（AT）、凝血因子Ⅴ、凝血酶原等因子的功能检测，必要时可进行遗传性 PTS 基因筛查。

（六）解剖因素

建议对有 RSA 病史的妇女均应进行生殖道超声检查，必要时可进行 MRI 等影像学检查，对子宫解剖学进行评估，对怀疑有异常者需通过宫腔镜、腹腔镜检查进一步明确诊断。妊娠期应加强子宫颈形态学监测，以便及时发现子宫颈功能不全。

1. 先天性解剖异常　子宫先天性异常患者占 RSA 患者的 8.4%～12.6%，包括纵隔子宫、双角子宫、弓形子宫、单角子宫、双子宫、子宫发育不良和先天性子宫颈功能不全等。

2. 获得性解剖异常　女性获得性生殖道解剖异常主要有 Asherman 综合征、子宫颈功能不全、子宫肌瘤等。

（七）内分泌因素

与 SA 有关的内分泌异常主要包括多囊卵巢综合征（PCOS）、黄体功能不全、高催乳素血症（HPRL）、甲状腺功能异常、糖代谢异常等。建议对 RSA 患者常规进行生殖激素检测［包括月经周期第 2～3 天的促卵泡生成素（FSH）、黄体生成素（LH）、雌二醇（E2）、孕酮（P）、睾酮（T）、泌乳素（PRL）和黄体高峰期的 P 水平］、甲状腺功能［包括三碘甲状腺原氨酸（T_3）、甲状腺素（T_4）、游离三碘甲状腺原氨酸（FT_3）、游离甲状腺素（FT4）、促甲状腺激素（TSH）、甲状腺球蛋白抗体（TGAb）和甲状腺过氧化物酶抗体

（TPOAb）〕以及空腹血糖筛查，必要时进行葡萄糖耐量试验（OGTT）和胰岛素释放试验。

（八）感染因素

不建议对 RSA 患者孕前常规进行白带常规、支原体、衣原体、TORCH 等筛查。对妊娠期 RSA 患者，除非有生殖道感染的临床表现，否则也不推荐进行有关感染项目的筛查。

（九）男性因素

不推荐对 RSA 患者的配偶常规进行精液质量筛查，除非以解释为目的，才可考虑对其配偶的精子进行 DNA 评估；建议对其配偶询问并记录不良生活方式。

（十）其他因素

吸烟、酗酒、肥胖、滥用药物、吸毒以及恶劣环境暴露等均会加大流产风险。建议对 RSA 夫妇均要记录有无不良生活方式和有无不良的环境因素暴露，同时对患者进行心理因素评估。

二、治疗

RSA 患者由于再发风险高，应该针对病因给予相应的处理。

（一）自身免疫异常的治疗

1. RSA 合并 SLE、SS、SSc 以及 UCTD 等风湿免疫病，应联合风湿免疫科医生共同管理。

2. RSA 合并典型 APS：低剂量阿司匹林（LDA）＋低分子肝素（LMWH）＋羟氯喹（HCQ）纷乐，应全程给药，HCQ 应在计划妊娠前 3 个月开始给药。如 HCQ 不能耐受或伴有血小板减少，可添加小剂量糖皮质激素如醋酸泼尼松（5～10 mg/d），必要时可使用静脉注射免疫球蛋白（IVIG）或血浆置换。如继发性 APS，则要同时处理原发病。

3. RSA 合并非典型 APS：根据个体化风险评估结果单独使用 LDA 或联合使用 LMWH。

（二）同种免疫型的治疗

目前关于 URSA 的治疗，大多为探索性、经验性治疗，公认的有效治疗手段有限，在获得真正有效证据之前，应谨慎应用现有的治疗手段。

有研究表明，孕前开始应用小剂量阿司匹林可以降低 URSA 患者子宫动脉和子宫内膜下血流阻力，改善患者子宫局部的血液供应和子宫内膜容受性，有利于提高伴有子宫血流动力学异常这一群体的妊娠率。不推荐 IVIG、环孢素（CsA）、泼尼松、HCQ、淋巴细胞主动免疫治疗（LIT）、粒细胞集落刺激因子（G-CSF）、脂肪乳、抗 TNF-α 制剂、抗凝治疗作为 URSA 的常规治疗方案，除非在取得患者知情同意的情况下进行规范化的临床试验。

（三）易栓症的治疗

1. **遗传性易栓症**　除了遗传性 Hhcy 外，其他都以静脉血栓为主，因此，首选 LMWH 治疗。

（1）无 VTE 史或近期无 VTE 表现的患者　给予预防剂量 LMWH，从确诊妊娠开始，持续整个孕期（分娩前 24～48 小时停药），分娩后 12～24 小时继续给药至少至产后 2 周。

（2）有 VTE 史或有 VTE 家族史的患者　给予治疗剂量 LMWH，从确诊妊娠开始，持续整个孕期（分娩前 24～48 小时停药），分娩后 12～24 小时继续给药至少至产后 6 周。

（3）近期有 VTE 表现但未妊娠的患者　建议血管外科、心胸外科等相关学科治疗，治愈后 6 个月方可再次妊娠。

2. **获得性易栓症**　包括 APS、Hhcy 等，动静脉血栓都可能发生，应联合使用 LMWH 和 LDA。

3. **Hhcy**　在联合使用 LMWH 和 LDA 的同时，应添加叶酸和维生素 B_{12} 等。

（四）染色体异常的治疗

建议进行遗传咨询：如为同源染色体罗伯逊易位携带者，则建议避孕，或接受供卵或供精，通过辅助生殖技术解决生育问题。

对于常染色体平衡易位及非同源染色体罗伯逊异位妊娠，应行产前诊断；如发现胎儿存在严重染色体异常或畸形，应考虑终止妊娠，并进行遗传咨询；拟再次妊娠者，可考虑胚胎植入前遗传学检测-结构重排（PGT-SR）助孕。

对于反复出现胚胎或胎儿严重染色体畸变者，可考虑行胚胎植入前遗传学检测（PGT）技术进行辅助生殖。

暂不建议对染色体核型正常的夫妇常规采用胚胎植入前非整倍体检测（PGT-A）辅助生殖技术。

（五）解剖异常的治疗

1. **先天性解剖异常型**　子宫纵隔明显者，可采用宫腔镜下切除纵隔；单角子宫者，不建议行子宫重建术；子宫颈正常的双子宫者，不推荐进行子宫成形术。

2. 获得性解剖异常　建议宫腔粘连者行宫腔镜下粘连分离术，同时给予预防粘连措施；子宫黏膜下肌瘤患者，宜在妊娠前行宫腔镜子宫肌瘤切除术，体积较大的肌壁间肌瘤应行子宫肌瘤剔除术。

3. 子宫颈功能不全　对明确诊断者，应在妊娠期择日行子宫颈环扎术，手术时机应选择在既往发生流产的孕周前，一般在妊娠 12~16 周进行。无明显子宫颈功能不全的复发性流产患者，尤其是有多次清宫、多次宫腔镜检查手术操作者，子宫颈功能不全的发生危险增大，妊娠期应加强子宫颈功能的动态监测，一般自妊娠 12 周开始，每 4 周监测 1 次，必要时可缩短监测时间间隔，每 1~2 周监测 1 次，以便及时发现子宫颈功能不全并及时给予处理；对于妊娠期发现无痛性子宫颈扩张者，尽可能行紧急子宫颈环扎术，以最大限度地延长孕周。

（六）内分泌异常的治疗：

复发性流产患者伴有内分泌功能异常者，应在孕前积极处理，直至内分泌功能正常，方可受孕；同时在妊娠期加强监测，如发现异常，应及时予以处理。

（1）甲状腺功能亢进　建议控制病情后方可受孕，妊娠期应加强监测。常用药物为丙硫氧嘧啶（PTU），孕期使用较为安全，不会引发胎儿畸形和新生儿甲状腺功能减退风险。

（2）甲状腺功能减退　建议给予甲状腺激素治疗，当甲状腺功能恢复正常 3 个月后再考虑妊娠，孕期严密监测甲状腺功能，每 2~4 周检查 1 次，依据 TSH 等指标的变化及时调整甲状腺激素剂量。亚临床甲状腺功能减退患者也应酌情补充甲状腺素，使 TSH 控制在相应孕周的正常水平。

（3）糖尿病　建议已经确诊的糖尿病患者在血糖控制理想后 3 个月方可受孕，并于计划妊娠前 3 个月停用妊娠期禁用的降糖药，改为胰岛素治疗，孕期严密监测血糖和糖化血红蛋白水平。

（4）多囊卵巢综合征（PCOS）　建议患者通过调整生活方式、药物干预等措施改善卵巢功能及糖脂代谢。但目前仍没有足够证据支持二甲双胍治疗可降低伴有 PCOS 的 RSA 患者流产率。

（5）高催乳素血症（HPRL）　对于 HPRL 者推荐溴隐亭治疗，建议 PRL 控制在正常范围之后方可考虑妊娠。

（6）黄体功能不全　建议针对黄体功能不全患者排卵后开始给予黄体支持。常用药物有地屈孕酮、黄体酮针剂、微粒化黄体酮、黄体酮阴道凝胶等。

（七）感染因素

感染因素与晚期流产、胎膜早破以及早产关系密切，但目前针对早期 RSA 病因筛查价值争议较多。建议有明显生殖道感染临床表现的患者，在孕前根据病原体的种类给予针对性治疗，感染控制后方可受孕。目前尚无足够的证据表明抗生素治疗能改善无感染临床表现或证据者的妊娠结局。

（八）男性因素

关于男性因素与复发性流产（RSA）的关系尚不明确。目前针对男性异常因素治疗措施的疗效尚不明确。建议对 RSA 患者配偶纠正不良生活方式，不推荐对其配偶采取抗氧化等治疗措施。

（九）其他因素

不良生活习惯和恶劣环境暴露均会提高流产率，多数 RSA 患者均存在一定程度的心理障碍。建议 RSA 患者纠正不良生活习惯、改变不良生活和工作环境；对有心理障碍的患者给予心理疏导，必要时给予药物治疗。

【孕期关注重点】

RSA 患者妊娠后要进行严密的随访和监测，包括母体本身和胚胎、胎儿生长发育监测两方面内容。除了进行正规的产前检查外，还需根据母体的病情特点进行有关指标的监测，以便及时调整治疗方案。

1. 早孕期监测

70%～80% 的流产发生在早孕期。早孕期血 β-HCG 水平仅反映绒毛活性，与妊娠结局并不直接相关。建议对 RSA 患者条件性推荐妊娠后检测血 β-HCG 水平，不推荐检测早孕期血清孕酮水平及其变化。

超声检查是判断早期妊娠结局的"金标准"。建议于孕 6～7 周时行首次超声检查，如见异常，应每隔 1～2 周定期复查，根据孕囊大小、胚芽发育、心管搏动以及卵黄囊等情况综合判断胚胎发育是否正常，避免盲目保胎。一般认为孕囊平均直径达 25 mm 却仍未见胚芽，胚芽 7 mm 以上仍未见心管搏动者，均预示流产不可避免。

2. 妊娠中晚期监测

随着妊娠的进展，妊娠并发症的病情可能会加重，各种妊娠并发症的发生危险也逐渐上升，对有并发症的 RSA 患者，如合并 SLE、APS、UCTD、原发性高血压病、糖尿病、慢性肾病、PTS 等疾病，孕期应通过相关检查监测病情变化，同时通过相应的检查以判断胎儿胎盘功能，以便及时调整治疗方案；对于病情严重且复杂的患者，建议进行多学科管理；应做好遗传咨询，加强胎儿出生缺陷监测，必要时行产前诊断。尤其在妊娠晚期，应加强对胎儿安危的监测，适时终止妊娠。

参考文献

［1］自然流产诊治中国专家共识编写组．自然流产诊治中国专家共识（2020 年版）［J］．中国实用妇科与产科杂志，2020，36（11）：1082－1090．

［2］中华医学会妇产科学分会产科学组．复发性流产诊治的专家共识［J］．中华妇产科杂志，2016，51（1）：3－9．

［3］低分子肝素防治自然流产中国专家共识编写组．低分子肝素防治自然流产中国专家共识［J］．中华生殖与避孕杂志，2018，38（9）：701－708．

［4］李聪聪，赵爱民．不明原因复发性流产的免疫指标筛查及诊治策略［J］．实用妇产科杂志，2021，37（8）：567－570．

［5］Wang T，Kang X，Zhao A，et al. Low-dose aspirin improves endometrial receptivity in the midluteal phase in unexplained recurrent pregnancy loss［J］．Int J Gynaecol Obstet，2020，150（1）：77－82．

第十五章　TORCH 综合征

TORCH 是一组病原体的简称，包括弓形虫（TOX）、风疹病毒（RV）、巨细胞病毒（CMV）、单纯疱疹病毒（HSV）以及其他病原体（如 EB 病毒、HIV 和人类细小病毒 B19 等）。临床中重点关注的是巨细胞病毒、弓形虫、风疹病毒、单纯疱疹病毒、人类细小病毒 B19，这几种病原体感染率较高，无特异性临床表现或症状轻微，容易忽视，但孕妇感染后可通过胎盘或产道感染胎儿或者新生儿，导致流产、早产、畸胎、死胎、宫内发育迟缓、新生儿多器官损害等。对于多数孕期 TORCH 感染，目前尚缺乏有效治疗方法，因此为了避免不良妊娠后果，加强孕前、产前 TORCH 感染监测至关重要。

【临床表现】

1. 巨细胞病毒（CMV）感染

妊娠期感染巨细胞病毒，免疫功能正常的孕妇大多无明显症状及临床表现；免疫力低下或缺陷者，可出现发热、食欲减退、关节肌肉疼痛、皮疹等症状。孕妇初次或者继发感染都可能垂直传播给胎儿，由此引发胎儿先天性 CMV 感染，造成死胎或流产。10％～15％的先天性感染的婴儿会在出生时出现症状，包括宫内生长迟缓、小头畸形、肝脾大、瘀斑、黄疸、脉络膜视网膜炎、血小板减少症和贫血，其中 20％～30％会死亡。大多数先天性 CMV 感染的婴儿（80％～90％）出生时不会出现症状或体征，但其中 5％～15％会出现后遗症，如感音神经性听觉丧失、精神运动发育迟缓和视觉障碍等。

2. 风疹病毒（RV）感染

孕妇感染风疹病毒后，一部分人症状较轻微；另一部分人会出现典型症状，如发热、咽痛、皮疹、颈部淋巴结肿大和眼结膜炎，病程一般较短，几天后皮疹即可消退，一般不会留下瘢痕。

孕早期危险较大，风疹病毒可通过胎盘垂直传播给胎儿，导致自然流产、胎儿感染、死产、胎儿发育迟缓。胎儿感染风疹病毒，出生时可有包括听力、心脏异常、眼缺陷和中枢神经系统方面（如智力迟缓、脑膜炎）等先天性缺陷，以后还可出现肺炎、糖尿病、甲状腺功能障碍、进行性全脑炎等迟发症状。

3. 弓形虫（TOX）感染

免疫功能正常的大多数弓形虫感染者无明显的症状及表现，一般为隐性感染，少数会有轻微感冒样症状；免疫功能低下者在发生急性感染或潜伏感染激活时会出现中枢神经系统受累。

孕妇妊娠早中期感染可导致胎儿流产、死胎或者胎儿畸形（如颅内钙化、侧脑室增宽等）、胎儿宫内发育迟缓。妊娠晚期感染，胎儿发育可能看似正常，但出生后几个月或几年后可逐渐出现弓形虫感染的症状，如视网膜脉络炎、视力障碍、癫痫、精神发育障碍等。

4. 单纯疱疹病毒（HSV）感染

单纯疱疹病毒是一种嗜神经疱疹病毒，病毒潜伏在神经节，一经感染终身携带。HSV病毒感染引起皮肤出现米粒样大小疱疹，主要侵犯生殖器的皮肤黏膜，水疱周围皮肤变红，有痛痒感，几天后干燥结痂逐渐愈合；也可不表现出症状。孕期HSV感染以复发感染者多见，其经胎盘垂直传播，所以胎儿感染的风险较小，而以阴道分娩时产道感染较多见。HSV经血-胎盘传播导致胎儿畸形罕见，表现为小头畸形、肝脾大、胎死宫内以及胎儿宫内发育迟缓等。

5. 人类细小病毒B19感染

此病毒只感染人类，是儿童传染性红斑的致病因子，大部分成人感染后可不出现典型的临床症状。孕20周以前的原发性感染孕妇中约33%经胎盘垂直传播，可导致胎儿严重并发症。B19宫内感染可导致胎儿贫血、水肿、胸膜腔积液等，8%~20%的非免疫性水肿胎儿是感染B19所致。严重者可发生自然流产。

【诊断要点】

TORCH临床实验室检测的主要手段包括血清学和病原学检测。

血清学检测是分析病原体感染后机体内出现的特异性抗体（IgG抗体、IgM抗体和IgG抗体亲和力），与个体的免疫功能有关，用于感染筛查和机体免疫状态的评估。病原体检测目前临床首选核酸检测（比如PCR方法），其灵敏度高、特异性好，可快速、高通量检测，阳性检测结果是判断特定病原体急性感染最直接的证据。

IgM抗体是病原体感染后机体内出现最早的抗体，IgM抗体阳性提示患者可能处于急性感染期，但仅 IgM 抗体阳性结果不能诊断急性感染。

IgG 抗体是血清中含量最多的抗体，特异性 IgG 抗体在 IgM 抗体出现后产生，随着感染进展，IgG 抗体滴度逐步上升达到峰值后进入平台期，在免疫正常的个体内可以长期存在；IgG 抗体的临床价值主要在于其定量结果。在疑似感染期两次取样（间隔 2～3 周），在同一平台检测特异性 IgG 抗体滴度，如果第 2 次检测较第 1 次检测的滴度有显著上升，提示已感染。

IgG 抗体亲和力是指机体感染病原体后，免疫应答产生的 IgG 抗体与抗原的结合能力，初次感染亲和力较弱，经过数周或数月后，亲和力更强，此后高亲和力 IgG 在体内终生存在。IgG 和 IgM 抗体同时阳性时，IgG 抗体亲和力检测结果可辅助临床判断是否为近期原发感染。一般而言，IgG 抗体高亲和力可排除近 3～4 个月内的原发感染；IgM 抗体阳性，同时 IgG 抗体低亲和力，提示可能为近期原发感染。

TORCH 感染的判断需要结合多项检测指标进行综合评估。不同 TORCH 感染类型的风险不同，明确感染类型对胚胎或胎儿预后评估至关重要。不同 TORCH 感染类型的血清学指标特点见表 3-9。孕前 TORCH 血清学检测结果及临床意义见表 3-10。

表 3-9　不同 TORCH 血清学感染类型的血清学指标特点

感染类型	感染特点	检测对象的血清学特点
原发感染	初次感染	IgG 抗体发生由阴性转化为阳性（血清学转换；"阳转"）；或 IgM 抗体阳性，同时 IgG 抗体呈现低亲和力
复发感染	既往曾感染，潜伏机体内的病原体再次激活感染	IgG 抗体动态定量检测（间隔 2～3 周）显示滴度显著升高；IgM 抗体可呈现阴性或阳性结果
再感染	同种新病毒株感染	单凭血清学检测不能区分再感染和复发感染，需病毒培养和基因测序才能区分
急性感染	感染急性期，包括原发感染、复发感染和再感染	IgG 抗体动态定量检测（间隔 2～3 周）显示滴度显著升高
既往感染	曾经感染过，处于非急性期	IgG 抗体阳性、定量水平无明显波动；IgM 抗体一般为阴性
先天性感染	孕妇妊娠期感染引起的新生儿感染，大多经胎盘垂直传播所致	IgM 抗体阳性。考虑到存在母源性 IgG 抗体，新生儿 IgG 抗体一般不作为感染评估依据

表 3-10　孕前 TORCH 血清学检测结果及临床意义

检测结果	临床意义
IgM（－）、IgG（－）	提示未感染，机体无相应免疫力
IgM（－）、IgG（＋）	提示既往感染，机体产生了相应的免疫力。当 IgG 抗体滴度水平过高时，要注意排查是否出现复发感染或再感染
IgM（＋）、IgG（－）	建议 2~3 周后复查，若 IgG 抗体发生阳转，提示原发感染，此阶段妊娠，则胎儿感染风险高；若 IgG 抗体未发生阳转，提示 IgM 抗体假阳性可能性大。
IgM（＋）、IgG（＋）	建议 2~4 周后复查，若 IgM 或 IgG 抗体滴度（定量结果）显著变化，提示急性感染；若 IgM 和 IgG 抗体滴度均无显著变化，提示非急性期感染可能性大。确定急性感染后，建议增加 IgG 抗体亲和力检测，判断是否为原发感染

在孕期发生的 TORCH 感染是否会导致胎儿宫内感染与孕妇的免疫状态、感染的持续时间有关。在孕期应关注相关 TORCH 感染筛查检测结果及临床表现，综合多项指标来判断感染风险。对疑似或确诊感染的孕妇建议在适当时机（孕 21 周以后且距离孕妇首次发现感染 5 周以上）进行产前诊断，同时采用超声、MRI 等影像学方法监测胎儿发育状况。

【备孕指导】

对于备孕的孕妇建议孕前进行 TORCH-IgG、IgM 血清学定量检测，以确定孕妇基础免疫状态，这对后续孕期 TORCH 筛查和风险判断具有重要价值。

（1）风疹病毒　孕前 RV-IgM、IgG 抗体阴性的妇女应注射麻腮风三联疫苗，避孕 3 个月后再妊娠。孕前 RV-IgM 阳性，IgG 阴性的妇女，建议 2~3 周后再次复查，若 IgM 持续阳性，IgG 持续阴性，考虑假阳性或抗体固定，不影响备孕；若 IgG 由阴转阳，考虑原发感染，建议避孕 3 个月后再妊娠。孕前 RV-IgG 阳性，因考虑风疹病毒再发感染致畸风险不高，故孕期可不用复查。

（2）巨细胞病毒　CMV-IgM、IgG 抗体阴性的妇女避免到人多拥挤场所，以降低感染风险。孕前 CMV-IgM 阳性、IgG 阴性的妇女，建议 2~3 周后再次复查，若 IgM 持续阳性，IgG 持续阴性，考虑假阳性或抗体固定，不影响备孕；若 IgG 由阴转阳，考虑原发感染，或者 IgG 阳性，在 2~4 周翻倍，达 4 倍或以上，考虑再发感染，建议避孕 3 个月后再妊娠。因考虑巨细胞病毒再发感染依然存在一定比例致畸及影响发育风险，建议孕期定期复查。

（3）弓形虫　食源性感染是弓形虫感染的主要途径。孕前 TOX-IgM、IgG 抗体阴性的妇女勤洗手，不直接喝未经处理的生水，避免接触可疑弓形虫感染的宠物等。孕前 TOX-IgM 阳性、IgG 阴性的妇女，建议 2～3 周后再次复查；若 IgM 持续阳性，IgG 持续阴性，考虑假阳性或抗体固定，不影响备孕；若 IgG 由阴转阳，考虑原发感染，可给予乙酰螺旋霉素、克林霉素治疗后再妊娠。孕前 RV-IgG 阳性，因考虑弓形虫再发感染致畸风险不高，故孕期可不用复查。

（4）单纯疱疹病毒　由于单纯疱疹病毒一旦感染，终身携带，故 IgG、IgM 难以准确反映感染时间。但单纯疱疹病毒经血-胎盘导致胎儿畸形罕见，故即便 IgG、IgM 阳性，也无须反复检查，也不影响备孕。

如孕前未做以上检查，则建议孕早期（建议孕 9～13 周，与早孕期血清学产前筛查时机一致）补做，孕早期检测发现的高风险群体〔如巨细胞病毒 IgM 阳性和（或）IgG 阴性〕，建议间隔 2～3 周动态定量分析血清学抗体。上述序贯检测策略可协助确定孕期初次感染以及复发感染（部分病原体感染需结合 IgG 亲和力评估）的大致时间段，有助于正确评估胎儿感染和畸形发生的风险。

【孕期关注要点】

对于孕前或孕早期未规范进行 TORCH 筛查的孕妇，孕期超声检查提示宫内生长缓慢、侧脑室扩张、小头畸形、白内障、颅内钙化灶、胸腔积液或腹水、胎儿水肿等情况，要警惕病原体感染风险，建议羊水穿刺或脐带穿刺以进一步明确胎儿感染情况。

参考文献

[1] 林贵高，李金明. 临床实验室建立 TORCH 检验程序的重要性 [J]. 中华检验医学杂志，2008（07）：737-741.

[2] 全军计划生育优生优育专业委员会. 妊娠期 TORCH 筛查指南 [J]. 解放军医药杂志，2014，26（01）：102-116.

[3] 章锦曼，阮强，张宁，等. TORCH 感染筛查、诊断与干预原则和工作流程专家共识 [J]. 中国实用妇科与产科杂志，2016，32（06）：535-540.

[4] 中华医学会妇产科学分会产科学组. 孕前和孕期保健指南（2018）[J]. 中华妇产科杂志，2018，53（01）：7-13.

[5] 朱宇宁，尚世强，陈英虎，等. TORCH 实验室规范化检测与临床应用专家共识 [J]. 中华检验医学杂志，2020，43（05）：553-561.

图书在版编目（CIP）数据

常见疾病孕前风险评估和管理指导手册 / 高洁，吴颖岚，
方俊群主编. — 长沙 ： 湖南科学技术出版社，2023.11
ISBN 978-7-5710-2519-9

Ⅰ．①常… Ⅱ．①高… ②吴… ③方… Ⅲ．①优生优育－
手册 Ⅳ．①R169.1-62

中国国家版本馆 CIP 数据核字(2023)第 198364 号

CHANGJIAN JIBING YUNQIAN FENGXIAN PINGGU HE GUANLI ZHIDAO SHOUCE
常见疾病孕前风险评估和管理指导手册
主　　编：高　洁　吴颖岚　方俊群
出 版 人：潘晓山
责任编辑：兰　晓
出版发行：湖南科学技术出版社
社　　址：长沙市芙蓉中路一段 416 号泊富国际金融中心
网　　址：http://www.hnstp.com
湖南科学技术出版社天猫旗舰店网址：
　　　　　http://hnkjcbs.tmall.com
邮购联系：0731-84375808
印　　刷：湖南省众鑫印务有限公司
　　　　　（印装质量问题请直接与本厂联系）
厂　　址：长沙县榔梨街道梨江大道 20 号
邮　　编：410100
版　　次：2023 年 11 月第 1 版
印　　次：2023 年 11 月第 1 次印刷
开　　本：710mm×1000mm　1/16
印　　张：11.25
字　　数：186 千字
书　　号：ISBN 978-7-5710-2519-9
定　　价：58.00 元